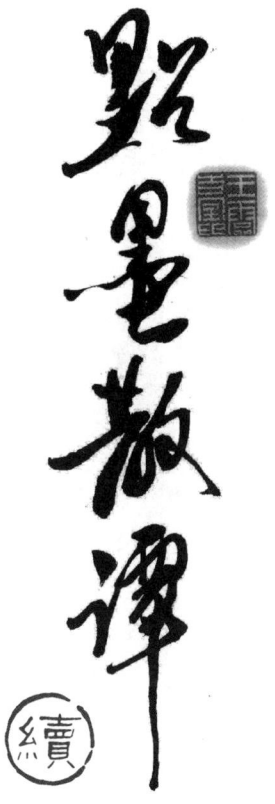

王灵台 / 著

上海科学技术文献出版社
Shanghai Scientific and Technological Literature Press

图书在版编目（CIP）数据

点墨散谭·续 / 王灵台著. —上海：上海科学技术文献出版社，2023
ISBN 978-7-5439-8893-4

Ⅰ.①点… Ⅱ.①王… Ⅲ.①中医学—临床医学—经验—中国—现代②散文集—中国—当代 Ⅳ.①R249.7②I267

中国国家版本馆 CIP 数据核字（2023）第 135173 号

责任编辑：付婷婷
封面设计：张德仁

点墨散谭·续
DIANMO SANTAN: XU
王灵台 著
出版发行：上海科学技术文献出版社
地　　址：上海市长乐路 746 号
邮政编码：200040
经　　销：全国新华书店
印　　刷：常熟市人民印刷有限公司
开　　本：720mm×1000mm　1/16
印　　张：14
插　　页：9
字　　数：236 000
版　　次：2023 年 8 月第 1 版　2023 年 8 月第 1 次印刷
书　　号：ISBN 978-7-5439-8893-4
定　　价：148.00 元
http://www.sstlp.com

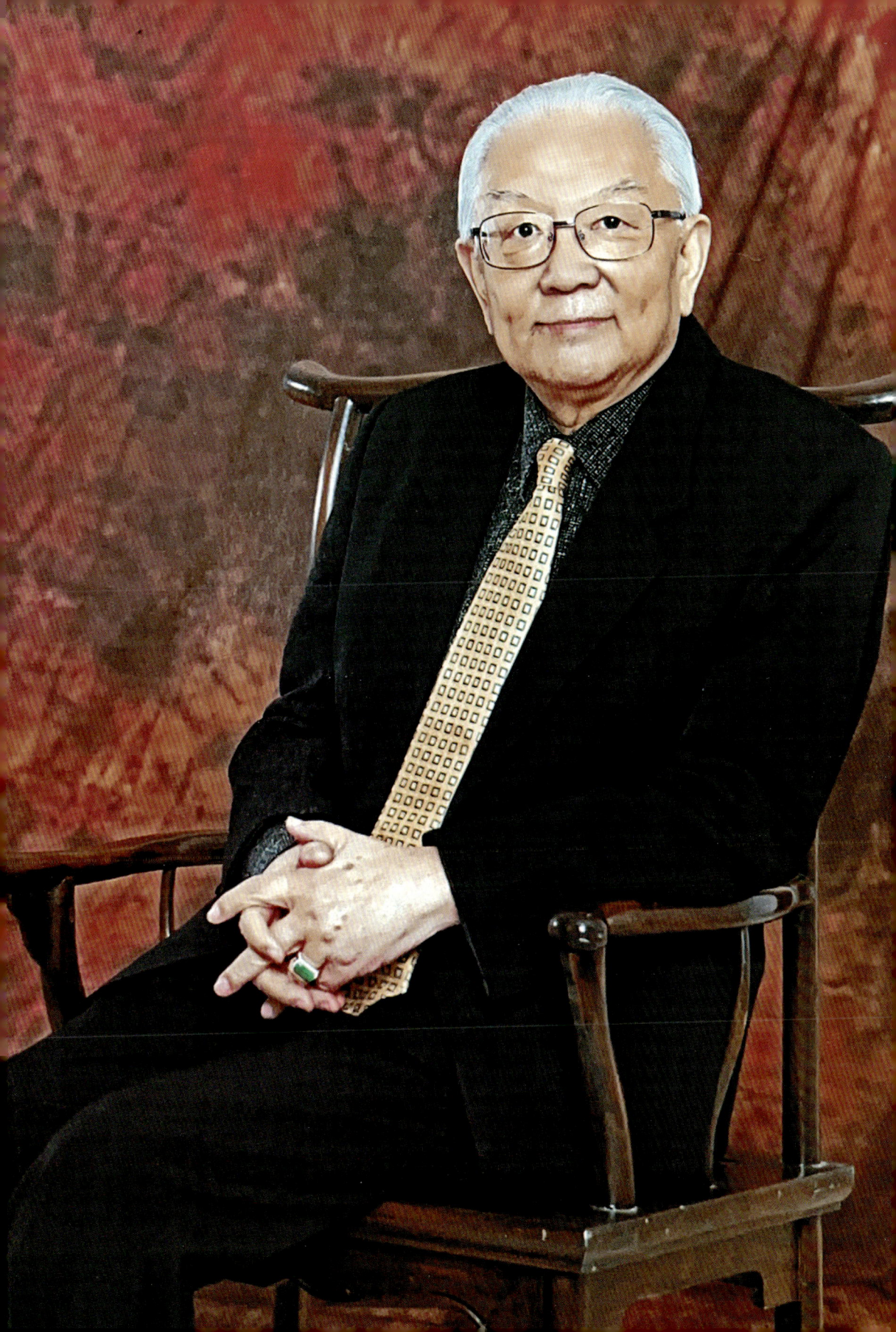

前言

2008年拙著《点墨散谭》付印出版。十年又逝,尔今已是杖朝老人。初集问世之时,打算八旬之期,再成一册。平素读书、诊病、休闲之余,或时思常忖,或遇感而发,或心血来潮,随即提笔作文,积少成多,竟然又集得数十篇。其中多为近年新作,古今中外、天南地北,不成系统,但归纳主题仍不外做人、做事、做学问耳。书名拟定《点墨散谭·续》。体裁也因循袭旧,仍分学术论著、杂感短文、岁月留念三部分。学术论著为近十年来已发表或未发表的论文,学术报告、讲座和经验交流,部分内容虽过时已久,但自认仍不失有参考价值之作。如"《新民晚报》小品集锦"十余篇乃"豆腐干式"的科普小品,然时至今日,仍大行于时。

杂感短文是最可读的部分,尤其年届耄耋,教书育人已有力微技穷之感,况且科技发展迅猛,知识更新,自身要学的东西甚多,不敢奢谈如何教人做学问。所以只想在教育后生如何做人、做事方面多加指点,或许更有裨益。当然,每个人的三生观绝无雷同,对错、取舍,任其自决。为了忠于历史和事实所有短文在出版时均未作任何删减,可谓是"原汁原味"。岁月留影中的照片全部选用2010年后的素材,每张照片都做了简短说明,如"今日曙光肝科团队",老、中、青四代同堂,人才辈出,见证了肝科发展壮大的历程。"闲章集锦"反映了个人的风格,新刻的"喜寐翁印"是吾最爱,寓意乐自读书来,喜从寐中求。"金婚纪念"则是对爱情和家庭的写照,也增添几分浪漫和雅趣。

《点墨散谭·续》出版在即,算是完成了一份作业,兑现了一个心愿。在此仍要感谢医院领导、肝科同仁和各位师长弟子的关爱。作为中医战线上的老兵,仍以振兴中医为己任,不敢奢望再成大事,但当尽力多做好事。

本书编撰中,得到高月求副院长、孙学华主任的支持和周振华、吴眉、郑博武医师的帮助,一并致谢。

几经推敲,凑成七律《八十述怀》,寄语后生。

辗转医界六十春,甘学佛门苦行僧。
济世活人终不悔,桃李馥馨喜成阴。
杏林遍地莺歌声,难觅岐黄真传人。
任重道远非托词,休教汗颜谒先圣。

二〇二三(癸卯)年二月于从游阁

目录

论著荟萃 ... 1

构筑中西医防治肝炎的桥梁 ... 3
松栀丸治疗湿热蕴结兼气滞血瘀证慢性丙型肝炎临床研究 ... 8
肝不好怎么养 ... 17
对中医药学术思想的认识 ... 21
《新民晚报》小品集锦 ... 25
以"君臣佐使"的思维方式治疗慢性肝病 ... 40
从民族医药中寻找防治肝炎的突破口 ... 44
中医外治法治疗肝病是一个很有前途的领域 ... 49
我的学术风格 ... 51
中医肝病危象诊辨 ... 59
扶正祛邪治肝病 ... 64
勤学·敏思·善变·恒进 ... 67
重型肝炎诊治概要 ... 72
聚乙二醇干扰素(PAG-INF)治疗慢性乙肝的体会 ... 78
青灯常明话中医 ... 80

杂想短文 91

- 《曙光医院志》前言 93
- 《从游阁》记 96
- 我心目中的国医大师 98
- 重游马鞍山 102
- 在美国，吃臭干 105
- 邓丽君最喜爱的地方 107
- 读《李素伯文集》有感 110
- 走出"三靠"的怪圈 113
- 肯尼亚见闻 115
- 不求人 119
- 抄方的学问 122
- 考生的心态 125
- 做一个堂堂正正的开明中医 127
- 凡事三"留" 130
- 望孙成龙 134
- 爱好 137
- 我爱读的书 140
- 为蒋君新书作序 144
- 读《大师与传统》有感 147
- 伟大的科比 149
- 执着 152
- 青春寄语 155
- 向詹姆斯致敬 157
- 谋事之道 160
- 培养"高铁式"的中医人才 163
- 金婚感言 166

他不是丑陋的老头 …………………………………… 169

最爱普陀山 …………………………………………… 172

孔子与苏格拉底 ……………………………………… 174

何时看破红尘 ………………………………………… 177

假如我是郎平 ………………………………………… 180

新目标,新希望 ………………………………………… 183

漫话识相 ……………………………………………… 186

小事与大爱 …………………………………………… 189

第一本房产证 ………………………………………… 192

百年大计,树人当先 …………………………………… 195

论为人之方圆 ………………………………………… 198

再领风骚六十年 ……………………………………… 200

更好发挥专家的作用 ………………………………… 205

导师之导 ……………………………………………… 208

多余的话 ……………………………………………… 212

岁月留彩 …………………………………………… 215

论著荟萃

构筑中西医防治肝炎的桥梁
——关于制定《中西医慢性乙型肝炎防治指南》的设想

慢性乙型病毒性肝炎(chronic hepatitis B,CHB,简称慢性乙肝)是迄今和今后若干年内全球共同关注的涉及人类健康和社会环境的重大问题。近十几年来,我国在防治 CHB 领域取得了瞩目的进展。全国 HBV 感染率降低至 7.18%,但仍有约 3 000 万 CHB 患者,其中约 700 万发展成晚期肝病或肝癌,每年慢性肝病导致约 38 万例癌症相关死亡。调查表明,目前我国接受抗病毒治疗的 CHB 患者约 600 万,仅占全国 CHB 患者的 1/3 左右。每年用于防治 CHB 的经费约 1 000 亿元。

2016 年全球四大肝病协会主席共同发表了消除病毒性肝炎的联合声明,并在 2016 年 5 月召开的 WHO 大会上提出了"2030 年消除威胁公共卫生的病毒性肝炎(包括乙肝和丙肝)"。从全球的高度明确了控制和治疗病毒性肝炎的战略目标。

我国是乙型肝炎大国,由于多种原因,目前乙型肝炎的防治还面临着不少挑战和难题。其中一个很重要的原因是因为我国治疗 CHB 的医务人员主要来自感染科、消化科、肝病科、中医科、中西医结合科、肿瘤科、外科、妇科和儿科,这种"九科同治"的局面造成了在慢性乙肝(CHB)的诊断标准、治疗目标、治疗方法、药物选择以及检测等环节不够规范,临床上经常碰到部分"该治不治,不该治乱治"的病例。以抗病毒治疗药物的选用为例,我国治疗 CHB 的核苷类似物中,替诺福韦(TDF)和恩替卡韦(ETV)(WHO 和国外肝病学会推荐首选药物)的使用率分别为 0.7%、37.8%,而拉米夫定(LAM)、阿德福韦酯(ADV)和替比夫定(LDT)的使用率分别为 23.37%、27.1%和 11.2%。这样不但影响了治疗效果,而且造成了卫生资源的极大浪费。除此之外,包括公众对 CHB 的认知度比较低、检测方法不够灵敏,以及相对较高的医疗费用,也是至今 CHB 的防治尚未达到预期目标的原因,据 2015 年 WHO 发布的数据,我国 CHB 患者每人每年的花费平均为22 464元,这已经大大超出WHO发布的人均年收入的40%的灾难性支出的临界线。

必须承认,目前国内外已经公布实施的《病毒性肝炎诊疗指南》(以下简称《诊疗指南》)(包括乙肝和丙肝)对正确和合理指导慢性肝病的诊治和提高临床疗效,起到了极为重要的作用。每年修正的诊疗指南都增加了新的内容和意见,逐步为从事肝病防治工作的医务人员所接受。但是由于肝病的复杂性和个体化的特征,不论何种何年的指南都存在着某些"盲点"和"不确定性",因而反映出其局限性的一面。因此,《诊疗指南》虽然逐步完善,但仍难以达到"至善"的地步。

迄今我国的CHB规范化的诊疗方案主要有两部:一部是2015年由中华医学会肝病分会和中华医学会感染病分会发布的《慢性乙型肝炎防治指南》(2015年更新版,以下简称《指南》)。另一部是2012年由中华中医药学会内科肝胆病学组、世界中医药联合学会肝病专业委员会、中国中西医结合学会肝病分组联合发布的《慢性乙型肝炎中医诊疗专家共识》。但事实上,中医的共识还远远没有达到《指南》的水平,也没有很好的实施与检验。这是由中医药专业自身的特点及其实际情况所决定的。回顾二十世纪五十年代起中医就在病毒性肝炎的防治方面开展了不少工作,取得了一定成就。1988年在上海市甲肝大流行时中医药就发挥了很大的作用,得到了社会的肯定。二十世纪七十年代以后,在治疗慢性肝炎(主要是CHB)特别是肝炎的防治规范化、标准化方面进行了很多临床实践和科学研究。至今中医药学会肝胆病学组制定的"慢性乙型肝炎辨证分型"仍被多数临床医生认可并应用于临床。但有关这方面的工作还远远不够,要制定真正意义上的CHB中医诊疗指南还存在着很多困难,因此也影响和限制了整个CHB诊疗水平的快速提升。

笔者最近再次重温了上述两部指南和共识,产生了莫名的冲动和奇想。认为为了提高CHB的临床疗效,早日实现消灭肝炎的"全球梦",可以从现在做起,充分发挥和利用中西医在防治乙型肝炎方面的各自优势,围绕解决CHB的难点,不断探索更加优化的防治方案,追求实现共同的理想目标。

具体来讲,西医仍以抗病毒为主要治疗手段,中医则以辨证施治为主线,根据CHB的不同病情、不同对象、不同情况采取不同的措施。要转变"以我为主"的思维,坚持"以人为本"的原则,树立"衷中参西"和"衷西参中"的理念,通过互相学习和交流,可以求同存异,先易后难,经过临床实践的检验,双方逐步加深认识和理解,逐步达到某种共识。再对现行的指南进行修订和补充,通过这样的途径在中西医之间架起桥梁,并且相向而行,最终形成中西医都能认可、接受和实施的《诊疗指南》,用于更好地指导防治 CHB 的工作。

如果中西医双方都能同意上述想法,建议以现有的上述两个文件为基础(或蓝本)分别做出部分必要的修改和补充,根据有关主管部门的指示,结合中西医的特点和实际情况,以利于今后的实施应用。为此,笔者提出修正《诊疗指南》的初步设想。

首先,尽可能在要不要、能不能、做不做《中西医慢性乙型肝炎防治指南》的问题上形成共识。不能讳言,目前在中西医双方都存在着不同的想法,众说纷纭,各持己见,平心而论很难在短时间内得出肯定的结论。我认为,只要坚持"对患者有利、对事业有利、对国家有利"的前提考虑问题,答案不言自明。既是创新,必有困难,值得我们去探索。再者,这样做是否会对目前和今后的 CHB 防治工作带来消极或负面的影响,似乎难以想象,如此"一举多得之事,何乐而不为之"。此问题争论已久,多争无益。但统一思想是很重要的前提,实施过程中也必定会遇到困难和阻力,只能逐步推进,不能操之过急,更不求一步到位。

考虑到一段时间内的可操作性,《中西医慢性乙型肝炎防治指南》可有两种形式。其一,重新公布新版指南,取名《中西医慢性乙型肝炎防治指南》,整个指南包括中、西医两部分主要内容,各自作某些修改或增删,估计难度较大。其二,仍以两个蓝本各自公布,取名《慢性乙型肝炎防治指南》(西医)/(中医),即在现有指南中分别补充中医和西医内容,经实施后适时再作修改。不论何种方案,由于包含了中、西医两方面的内容,在实施中可能会遇到如何识别和应用的技术性问题,可以通过培训和交流逐步加以解决。实际上,即使单用一种方法治疗也无大碍。

我国现有的西医《慢性乙型肝炎防治指南》中,大部分参照了国外的指南内容,初步建议仍可使用的包括:① 前言(制定指南的目的和意义);② 流行病学和预防;③ 病原学;④ 自然史及发病机制;⑤ 实验室检查;⑥ 肝纤维化无创性诊断;⑦ 影像学诊断;⑧ 病理学诊断;⑨ 临床诊断;⑩ 治疗目标;⑪ 抗病毒治疗的适应证;⑫ 干扰素治疗;⑬ 核苷类似物治疗的检测;⑭ 抗病毒治疗的推荐意见及随访管理;⑮ 特殊人群的抗病毒治疗;⑯ 待解决的问题。

建议西医指南主要增加的内容包括:① 中医对肝炎的认识及其发病机制。② 肝纤维化无创性诊断的中医内容(可参照 2006 年中西医结合学会肝病分会颁布的《肝纤维化诊疗指南》)。③ CHB 的辨证分型及治法治方(包括指南中的乙型肝炎、肝硬化一节)。④ CHB 的中西医结合治疗方案,如适应证,改善干扰素不良反应,抗病毒治疗停药后的处理等。⑤ 肝硬化、肝癌、肝功能衰竭的中西医结合治疗措施。⑥ 中医药治疗 CHB 待解决的问题,比如规范化、标准化、新药研发等。

制订《中西医结合慢性乙型肝炎防治指南》的难度更大,参照已经公布的《专家共识》,除了保留原有内容以外,可以从以下几方面着手修改和补充:① 前言;② 中医对肝炎的认识;③ 疾病的诊断;④ 证候的诊断;⑤ 慢性乙肝的治疗;⑥ 疗效的评价。

其中,① 诊断标准要完全依据 2015 年中华中医药学会公布的《慢性乙型肝炎防治指南》的内容,但可以删掉其中部分术语。② 流行病学和预防可适当增加西医指南内容,比如乙型肝炎的发病率、疫苗接种预防,删去意外暴露、切断传播途径等内容。③ 删去病原学、自然史两部分。④ 补充实验室检测内容,这部分很重要,有助于掌握抗病毒治疗的指征。⑤ 补充中医诊治肝纤维化、肝硬化、肝癌、肝衰竭的内容。⑥ 简化病理学诊断的内容。⑦ 抗病毒治疗的适应证可用表格表述,有关干扰素、核苷类似物药物的治疗只做主要介绍(剂量、疗程、不良反应、禁忌证以及检测项目等),不需要详细介绍抗病毒治疗的推荐意见。特殊人群的抗病毒治疗增加妊娠妇女、儿童、肾功能损害、合并感染和肝癌患者的治疗方案。注意正确掌握表述内容和力度。⑧ 中医药治疗(包括中成药)如何确定其证据级别应该慎重,对于早期的临床资料如何评估也应该考虑,因为与实际情况不完全符合。⑨ 疗效评价是很重要的内容,除证候疗效,病毒学、生化学、组织学、免疫学都是评价的重要指标,应该详细加以说明。原有证候积分部分可以简化,增加生命质量量表,力求做到 CHB 的诊断及疗效标准与西医保持一致,但又有自身的特点。⑩ 增加 CHB 防治工作中待解决的问题:主要是提高对 CHB 的认知度,提倡可以不用西药,但不能不知西药;加强 CHB 标准化、规范化的临床和研究工作;加强研发有效中草药制剂的步伐。

上面所提到的是有关修订《慢性乙型肝炎防治指南》的比较重要的几个方面,还有很多细节和技术性的问题,包括用词上的加工,不过如果能够解决主要的问题,或增或减或加以说明,应该可以为新版指南打下必要的基础。有关的修改内容最好在中、西医各自的《指南》中完整表述,尽可能避免使用"参照某指南"的方式,待时机成熟自然可以融为一个版本。制定新的《中西医慢性乙型肝炎防治指南》是一项严肃和艰巨的任务,需要更多中医、西医肝病专家参与论证和指导,使之更加合理和可行。

《三国志》言"天下大势,合久必分,分久必合",尽管中医中药和现代医学有不同的起源、历史文化背景和思维方式,但是既然都涉及东西方文化和医学科学的范畴,其间必有内在联系和共同之处,包括肝炎的防治亦是如此。相信经过几代人的努力,总有一天两者将会自然结合在一起。

以上可能是不成熟的设想,但表明了作为一名中西医结合工作者的态度。"认定目标,不管别人说什么做什么,既不随波逐流,也不无谓争论,敢于探索,脚踏实地做自己应该和可以做的事情。"

松栀丸治疗湿热蕴结兼气滞血瘀证慢性丙型肝炎临床研究

王灵台[1△] 高月求[1] 陶其敏[2] 王 豪[2]
吴寿善[3] 孙克伟[4] 褚裕义[4] 朱克俭[5]

1. 上海中医药大学附属曙光医院肝病科(上海,201203)
2. 北京大学人民医院 3. 湖北中医药大学附属医院
4. 湖南中医药大学第一附属医院 5. 湖南省中医药研究所

摘要

目的:评价松栀丸治疗湿热蕴结兼血瘀证慢性丙型肝炎(CHC)的临床疗效。

方法:采用随机、盲法、阳性药物平行对照方法,将409例湿热蕴结兼血瘀证CHC患者按3∶1的比例随机分为治疗组305例和对照组104例。治疗组患者给予松栀丸(5 g/次,2次/天,口服),对照组患者给予利肝隆(水飞蓟宾)片(3片/次,2次/天,口服),疗程为6个月,停药后各随访6个月。观察两组患者治疗前后的临床症状体征、中医证候积分、肝功能(ALT、AST、ALP、GGT、TBiL、DBiL)、HCV-RNA、肝组织病理的变化。

结果:治疗后,治疗组和对照组的临床总有效率分别为70.00%和34.15%,两组比较差异有显著性意义($P<0.01$);两组患者中医证候积分较治疗前均有显著性下降($P<0.01$),且治疗组较对照组下降更为显著($P<0.01$);两组患者ALT、AST、GGT、TBiL、DBiL水平较治疗前均有显著性下降($P<0.01$),且治疗组患者ALT、AST、GGT的水平较对照组下降更为显著($P<0.01$);治疗后两组患者HCV-RNA阴转率分别为36.55%、2.43%,两组比较差异有显著性意义($P<0.01$),治疗组患者HCV-RNA水平下降幅度较对照组明显($P<0.01$);治疗结束后随访6个月,治疗组与对照组HCV-RNA阴转率分别为48.15%、1.75%($P<0.01$);治疗结束后两组患者肝功能正常者随访6个月ALT、AST的反跳率分别为11.7%、11.46%和26.67%、20.00%($P>0.05$);治疗结束后两组患者肝功能异常者随访 6 个月 ALT、AST 的复常率分别为 54.74%、49.46%和 7.14%、19.15%（$P<0.05$）。治疗组治疗后肝脏炎症活动度、肝脏纤维化程度与治疗前比较均有一定程度的改善（$P<0.05$）；治疗组患者主要症状除身目发黄与蜘蛛痣外，其他症状改善情况与对照组比较差异有显著性意义（$P<0.01$）。治疗中未观察到与试验药物有关的不良反应。

结论：松栀丸可显著改善湿热蕴结兼血瘀证 CHC 患者的临床症状和体征，抑制 HCV-RNA 病毒复制，改善肝功能，在临床上具有一定的推广作用。

关键词 肝炎,丙型,慢性；松栀丸/治疗作用；治疗疗效

Clinical study of Songzhi pill in the treatment of humid heat heap and stagnation of vital energy and blood stasis with Chronic hepatitis C
WANG Ling-tai[1△], GAO Yue-qiu[1], TAO Qi-min[2], et al. Department of Hepatopathy, Shuguang Hospital, Affiliated to Shanghai University of Traditional Chinese Medicine (Shanghai, 201203) China

Abstract Objective: To observe the clinical effect of Songzhi Pill on Patients of humid heat heap and blood stasis with Chronic hepatitis C. Methods: Adopted by the methods of random, double-blind and masculine medicine parallel contrast, 409 patients of humid heat heap and blood stasis with Chronic hepatitis C were randomly divided into treatment group with 305 patients and the control group with 104 patients. The treatment group was treated with Songzhi Pill (5 g/time, 2 times/day, oral) and the control group was treated with Liganlong Tabs (3 tables/time, 3 times/day, oral) with a coutse of six months. After discontinuation of the drug, the patients were followed up for 6 months. Observing the clinical symptom and physical sign, traditional Chinese medicine (TCM) syndrome integral, Hepatic function (ALT, AST, AKP, GGT, TBiL, DBiL), HCV-RNA and changes of liver tissue pathology. Results: The total effective rates of treatment group and control group were 70% and 34.15%, respectively, with significant difference between two groups ($P<0.01$). After treatment, TCM syndrome integral, the levels of ALT, AST and GGT were decreased in treatment group more obviously than those in control group ($P<0.01$). The levels of TBiL and DBiL were decreased in two groups ($P < 0.01$). The HCV-RNA negative conversion rate of two groups were 36.55% and 2.43%, with significant difference between the two groups ($P < 0.01$), and the level of HCV-RNA in treatment group was decreased significantly than the control group ($P < 0.01$). After 6 months follow-up, the negative conversion rates of RNA HCV in the treatment group and the control group were 48.15% and 1.75% ($P < 0.01$), respectively; while, the jump rates of ALT and AST in the two groups of patients with normal liver function were 11.7%, 11.46% and 26.67%, 20% ($P > 0.05$). At the same time, the recovery rates of AST and ALT in the two groups of patients with abnormal liver function were 54.74%, 49.46% and 7.14%, 19.15% ($P < 0.05$). After treatment, the degree of liver inflammation and liver fibrosis were improved in a certain extent ($P < 0.05$). In the treatment group, the main symptoms were body and eyes yellow dye and the spider naevi; compared with the control group, the difference of other symptoms improved were significant ($P < 0.01$). Adverse drug reactions related to the drug were not observed in the treatment. Conclusion: For the patients of humid heat heap and blood stasis with Chronic hepatitis C, Songzhi Pill can significantly improve the clinical symptoms and signs, inhibit viral replication and improve liver function. These suggest that there is a certain role in the clinical practice.

Key Words Chronic hepatitis C; Songzhi Pill; Therapeutic effect

慢性丙型肝炎(CHC)是一种由丙型肝炎病毒(HCV)引起的肝脏慢性炎症的传染性疾病。急性 HCV 感染的患者 50%～55%可发展成为慢性肝炎,10～20 年后 10%～20%患者发展成活动性肝硬化,甚至发展为肝癌(HCC)。

目前用于治疗丙型肝炎的药物主要有干扰素、利巴韦林和蛋白酶抑制剂,但其疗效不稳定且多有明显的副作用。松栀丸是湖南省湘西侗族蒙氏家族治疗肝病的经验方,具有清热利湿、凉血解毒、活血化瘀、健脾益气的功效,用于治疗"黄疸""鼓胀"病长达数十年,而中医认为 CHC 的基本病机在于热毒瘀结、肝脾损伤。前期实验研究发现松栀丸具有诱生干扰素的能力,并且临床实践也表明松栀丸治疗 CHC 有较好的疗效。本研究收集 409 例湿热蕴结兼气滞血瘀证 CHC 患者,评价松栀丸治疗 CHC 的临床疗效。

一、资料与方法

1. 一般资料

409 例患者均为 2002 年 12 月至 2004 年 8 月期间就诊于全国 5 家医院的 CHC 患者,中医诊断为湿热蕴结兼气滞血瘀证。随机分为两组:治疗组患者 305 例,对照组患者 104 例,治疗 6 个月后分别剔除 2 例、4 例,脱落 13 例、18 例。最终纳入治疗组 290 例,男 166 例,女 124 例,平均年龄 (44.01±9.55) 岁,中医证候积分 (8.66±4.84),ALT (116.26±58.16) U/L,AST (91.55±47.62) U/L;对照组 82 例,男 45 例、女 37 例,平均年龄 (42.92±9.12) 岁,中医证候积分 (7.52±3.34),ALT (118.94±53.67) U/L,AST (98.99±44.77) U/L。两组患者性别、年龄、中医证候积分、ALT、AST 等比较,差异无显著性意义 ($P>0.05$),具有可比性。

2. 诊断标准

西医诊断参照 2000 年 10 月中华医学会传染病与寄生虫病学会、肝病学分会西安会议制定的《病毒性肝炎的诊断标准》。CHC 患者指病史半年以上,肝功能反复异常,抗-HCV(+)、HCV-RNA(+),肝穿组织学证实为慢性肝炎。中医辨证参照《中药新药临床研究指导原则》。湿热蕴结证患者证候的主症包括身目发黄且色泽鲜明、苔黄腻、舌红;次症包括尿黄、脘腹痞胀、恶心或呕吐、口干口苦、便秘;具备主症中前两项,或具备后两项,或主症中任一项加次症中任两项即属本证。气滞血瘀证患者的主症包括肝区刺痛、肝脾肿大;次症包括舌暗红、蜘蛛痣、肝掌、女子痛经且经水色暗有块或经迟。具备主症中任一项及次症中任一项,或具备次症中任两项即属本证。

3. 排除标准

年龄 18 岁以下或 65 岁以上者,合并其他嗜肝病毒感染的肝炎,伴有心、肾、肺、内分泌、血液、代谢及胃肠道严重原发病者,精神病患者,孕妇或哺乳期妇女,过敏体质或多种药物过敏的患者。

4. 治疗方案

治疗组患者:口服松栀丸(由湖南省继蒙中草药肝病研究所有限公司提供),5 g/d,2 次/d;对照组患者:口服利肝隆片(由黑龙江中医药大学制药厂生产),5 片/次,2 次/d;两组患者的疗程均为 6 个月。

5. 观察指标和方法

(1) 中医证候积分

观察两组患者治疗前与治疗 6 个月后的中医证候积分,中医证候的每个症状分别予 0、1、2、3 分计数,症状计分值之和为中医证候积分。

(2) 肝功能指标

观察两组患者治疗前与治疗 6 个月后肝功能(ALT、AST、TBiL、A/G、GGT、ALP),采用全自动生化分析仪检测。

(3) 血清病毒学检测

观察两组患者治疗前与治疗 6 个月后 HCV-RNA 的定量水平,采用 RT-PCR 法。

(4) 肝组织病理学指标

部分患者治疗前与治疗 6 个月后的肝组织病理学变化,治疗组患者在治疗前后各肝穿一次,共 17 例,其炎症分级(G)和纤维化分期(S)的判定符合 2000 年《病毒性肝炎防治方案》。

(5) 疗效判定标准

临床疗效判定标准参照《中药新药治疗病毒性肝炎临床研究指导原则·一般药物疗效判定标准·慢性肝炎》制定:显效为自觉症状消失,肝脾肿大稳定不变或缩小,无压痛及叩痛,肝功能正常,HCV-RNA 转阴,或病理分级分期下降 2 级或 2 级以上;有效为主要症状消失或基本消失,肝脾肿大稳定不变或缩小,无压痛及叩痛,肝功能正常或下降 50% 以上,HCV-RNA 滴度下降,病理分级分期下降 1 级或稳定不变;无效为疗程结束后 ALT 不下降,HCV-RNA 仍阳性,病理分级分期有所发展。

6. 统计学方法

统计分析采用 SPSS 13.0 软件。计量资料采用 ($\bar{x} \pm s$) 描述,组内治疗前后比较采用配对 t 检验,组间比较采用双样本成组 t 检验;计数资料采用频数(构成比)描述,组间比较采用卡方检验或 Fisher 确切概率法检验;等级型数据采用各等级频数进行描述,组间比较采用 Wilcoxon 秩和检验或概率检验。

二、结　果

1. 两组患者治疗后临床疗效比较(见表 1)

表 1　两组患者临床疗效比较 [$n(\%)$]

组别	例数	显效	有效	无效	总有效率%
治疗组	290	72(24.83)	131(45.17)	87(30.00)	70.00△△
对照组	82	1(1.22)	27(32.93)	54(65.85)	34.15

注:与对照组比较,△△$P < 0.01$。

2. 两组患者治疗前后中医证候积分变化情况(见表 2)

表 2 两组患者治疗前后中医证候积分变化比较($\bar{x} \pm s$)

组　别	例　数		中医证候积分
治疗组	290	治疗前	8.66 ± 4.84
		治疗后	1.50 ± 1.73**△△
对照组	82	治疗前	7.52 ± 3.34
		治疗后	3.59 ± 2.64**

注：与本组治疗前比较 **$P < 0.01$；与对照组比较 △△$P < 0.01$。

3. 两组患者治疗前后肝功能的变化情况

两组患者治疗后 ALT、AST、GGT、TBiL、DBiL 水平较治疗前均有下降，差异具有显著性意义（$P < 0.01$）；ALP 水平较治疗前有下降，但差异无显著性意义（$P > 0.05$）。治疗后，两组患者 ALT、AST、GGT 的水平明显下降，经比较均具有统计学意义（$P < 0.01$），治疗组优于对照组。见表 3、表 4、表 5。

表 3 两组患者治疗前后肝功能复常情况[$n(\%)$]

组　别	ALT				AST			
	治疗前异常	治疗后正常	治疗后异常	复常率(%)	治疗前异常	治疗后正常	治疗后异常	复常率(%)
治疗组 ($n = 290$)	290	138	152	47.59△△	272	121	151	44.49△△
对照组 ($n = 82$)	82	19	63	23.17	80	11	69	13.75

注：与对照组比较，△△$P < 0.01$。

表 4 两组患者治疗结束后肝功能正常者 6 个月 ALT、AST 随访结果[$n(\%)$]

组　别	ALT				AST			
	n	随访正常	随访异常	反跳率(%)	n	随访正常	随访异常	反跳率(%)
治疗组	94	83	11	11.70#	96	85	11	11.46#
对照组	15	11	4	26.67	10	8	2	20.00

注：与对照组比较，#$P > 0.05$。

表 5　两组患者治疗结束后肝功能异常者 6 个月 ALT、AST 随访结果[$n(\%)$]

组别	ALT				AST			
	n	随访正常	随访异常	复常率(%)	n	随访正常	随访异常	复常率(%)
治疗组	95	52	43	54.74△△	93	46	47	49.46△△
对照组	42	3	39	7.14	47	9	38	19.15

注：与对照组比较，△△$P < 0.05$。

4. 两组患者治疗前后 HCV‑RNA 的变化

HCV‑RNA 定性检测结果显示：治疗后，治疗组 HCV‑RNA 转阴 106 例，阴转率为 36.55%（106/290）；对照组转阴 2 例，转阴率 2.43%（2/82），两组患者转阴率比较差异有显著性意义（$P < 0.01$）。HCV‑RNA 检测结果见表 6~8。

表 6　两组患者治疗前后 HCV‑RNA 定量检测变化（$\bar{x} \pm s$, Log）

组别	检测例数	治疗前	治疗后
治疗组	146	5.28 ± 1.23	$3.22 \pm 1.30^{**\triangle\triangle}$
对照组	44	5.32 ± 0.77	$4.52 \pm 0.95^{**}$

注：与本组治疗前比较 **$P < 0.01$；与对照组治疗后比较，△△$P < 0.01$。

表 7　两组患者治疗结束后 6 个月 HCV‑RNA 定性随访结果[$n(\%)$]

组别	n	治疗结束时		随访结束后		阴转率(%)
			例数	阳性	阴性	
治疗组	189	阳性	113	98	15	48.15△△
		阴性	76	0	76	
对照组	57	阳性	56	56	0	1.75
		阴性	1	0	1	

注：与对照组比较，△△$P < 0.01$。

表 8　两组患者治疗结束后 6 个月 HCV‑RNA 定量随访结果（$\bar{x} \pm s$, Log）

组别	检测例数	治疗前	治疗后
治疗组	115	3.10 ± 1.23	$2.79 \pm 1.07^{\triangle\triangle}$
对照组	31	4.60 ± 0.79	$4.08 \pm 0.77^{\triangle\triangle}$

注：与本组治疗结束时比较，△△$P < 0.01$。

5. 治疗组患者治疗后肝组织病理学变化

肝穿检查结果显示：治疗后，肝脏炎症活动度、肝脏纤维化程度与治疗前比较均有一定程度的改善（$P<0.05$），见表9。

表9 治疗组患者治疗前后肝组织病理学变化(n)

	例数	炎症等级(G)					纤维化程度(S)				
		0	1	2	3	4	0	1	2	3	4
治疗前	17	1	7	9	0	0	2	9	2	0	4
治疗后	17	5	9	3	0	0	3	13	0	1	0

三、讨 论

CHC 为现代医学病名，查阅中医历代文献，多属于"胁痛""黄疸""积聚"等病范畴。多数学者认为湿热蕴结、瘀毒阻络是丙型肝炎的病机特点。故治宜以清热利湿，凉血解毒，活血化瘀为主，辅以健脾益胃，务使湿热疫毒得除，血行畅，脾胃健，肝脾功能恢复正常，诸症方愈。松栀丸即遵上法组成。针对 CHC 湿热疫毒之邪，直入营血，侵袭肝脏，气血瘀滞，久则伤及脾胃之病因病机，栀子根清热凉血解毒，利尿渗湿，利胆保肝，为君药；用穿破石加强君药清利之作用，并活血化瘀通络；茯苓利尿渗湿，健脾益气，共为臣药；岗梅佐助君药清热解毒，与丹参协同佐助臣药穿破石活血散瘀；地骨皮增强君药凉血清热作用，以清解血分之疫毒；太子参佐臣药茯苓健脾益气，并生津止渴，共为佐药；砂仁行气化湿，开胃醒脾，助诸药之运化，并引药入肝脾，以利于药效作用的发挥，为佐使之药。诸药和合，共奏清热利湿，凉血解毒，活血化瘀，健脾益气之功，与 CHC 之病因病机吻合。

本研究共收集了 409 例湿热蕴结兼气滞血瘀证 CHC 患者，按 3∶1 的比例随机分为治疗组 305 例和对照组 104 例，因有未服药记录等原因各剔除 2 例、4 例，因失访等原因各脱落 13 例、18 例。治疗组与对照组病例脱落率分别为 4.92% 和 17.3%，从一定角度说明本研究控制和受试者依从性相对良好。两组患者的年龄、性别、病情分度、肝功能主要指标和中医证候积分等，组间差异经统计学分析均无显著性意义（$P>0.05$），提示组间均衡性良好，两组具有可比性。

本研究结果表明，松栀丸和利肝隆片均能有效改善 CHC 患者的临床症状和体征、肝功能,降低 HCV-RNA 的定量水平,从而减轻肝脏的损伤,抑制病毒的复制,尤其是松栀丸在改善肝功能(ALT、AST)及停药后的反跳率方面均明显优于利肝隆片,且能明显提高 HCV-RNA 的阴转率,其抑制 HCV 的疗效随病程延长反有增加,充分体现了中药在治疗 CHC 方面的优势,与前期的研究结果一致。本研究再次表明松栀丸能抑制 HCV 病毒复制、改善肝功能、改善患者的症状和体征、改善肝脏的炎症程度和纤维化程度,可用于治疗湿热蕴结兼气滞血瘀证慢性丙型肝炎患者,但其具体机制尚不清楚,有待于进一步的研究。

肝不好怎么养

肝脏是人体最大的脏器,也像一座化工厂,担负着人体的解毒功能,承担蛋白质、脂肪、维生素、微量元素等诸多物质的代谢。

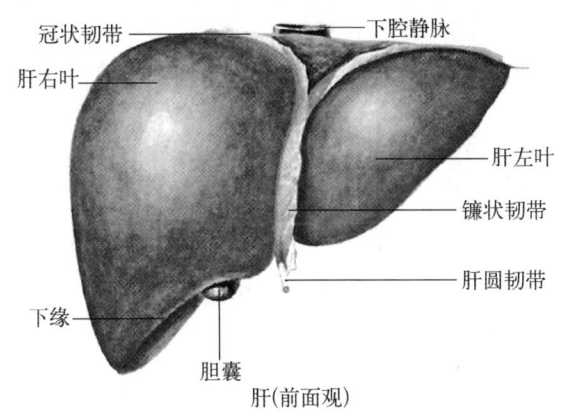

肝(前面观)

中医认为肝为五脏之一,其主要生理功能为生血、生魄、主疏泄、主筋爪,开窍于目,与胆相表里。从现代医学解释,肝的这些功能涵盖了消化、内分泌、神经、精神系统等功能,因此中医的肝脏与西医的肝具有不同的含义。一旦得了肝病,就会出现各种临床表现,如黄疸、胁痛、腹胀、泄泻等,根据证候可以分成各种证型。无论何种肝病(包括病毒性肝炎、脂肪肝、药物性肝炎等)都应以预防为主,尽可能防止肝病的反复发作或恶化,以致形成终末期肝病(如失代偿肝硬化、原发性肝癌)。根据我们的经验和体会,肝病患者的养生保健主要应注重几个方面:情绪、饮食、活动、生活习惯。

1. 情绪乐观

中医认为肝"在志为怒",所以七情中的"怒"与肝的关系最为密切。肝的疏泄失常可导致情志失常,而出现急躁易怒、心烦失眠或郁郁寡欢、情绪低沉等症状;大怒伤肝,可导致肝的疏泄失常,而出现心烦易怒、面红目赤,甚则吐血、不省人事等症状。调节情志,化解心中的不良情绪,使自己保持一个好心情,有益于肝的养生保健。

肝病与人的情志密切相关,抑郁、焦虑可能得上肝病,而且能使肝病加重。临床常见同样的病、同样的治疗、不同的心理状态,会产生不同的结果。所以得了肝病,不论轻重,都要保持良好的心态。"既来之则安之",配合医生合理治疗,争取康复。不能悲观失望或急于求成,否则会适得其反。

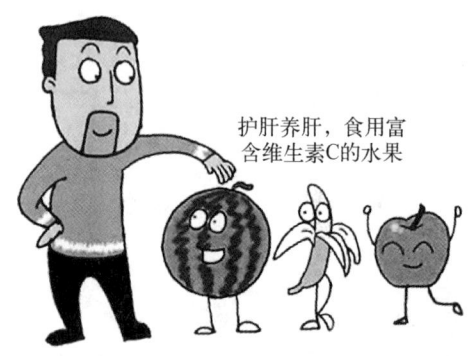

护肝养肝,食用富含维生素C的水果

2. 劳逸有度

除了肝病的急性期(肝功能严重损害)和危重期(重型,肝硬化失代偿)需要卧床休息外,一般可主张动静结合。可以参加正常的工作和体育活动,但不宜过于剧烈,以自身感受为依据。尤其是脂肪肝患者,要牢记"少吃多动"的原则,除控制饮食和体重以外,必须每天坚持40分钟的体力活动(走路、游泳、自行车等),每周5天。要保证充足的睡眠,熬夜或睡眠障碍对肝病很有害。

3. 饮食调养

饮食与肝脏的养生保健有着密切的关系,丰富的营养物质是维持肝脏代谢功能和保证肝脏正常健康的必要条件。蛋类、瘦肉、鱼类、豆制品、牛奶等含有丰富蛋白质的食物,不能够保持肝脏所需的营养,而且能够减少有毒物质对肝脏的损伤,帮助肝细胞的再生和修复。米面等主食中所含的糖类(又称碳水化合物)可以为肝脏提供能源,保证肝脏正常的代谢功能。维生素是肝细胞维持正常功能的必需物质,含有丰富维生素的水果和蔬菜为肝提供了充足的能量来源。脂肪也是肝脏的能量来源之一,但过多的脂肪容易沉积在肝内而形成脂肪肝,破坏肝细胞而损伤肝的功能,所以,对含脂肪较多的食品要进行控制。肝脏的饮食养生保健方法分为补法和清法,肝虚者宜用补法,肝火盛者宜用清法。

4. 药食宜忌

中医讲究忌口,慢性肝病患者宜多食河鲜、瘦肉、蛋白、菌菇、豆制品、蔬菜等,不宜或少食海鲜、鸡肉、羊肉等刺激性强和脂肪含量较高的食物。药膳方面建议选用药食同源的中药,如具有健脾作用的茯苓、山药、陈皮、大枣,具有补肾作用的枸杞子,具有益气作用的人参、灵芝等。

某些中草药如黄药子、马兜铃、雷公藤、土三七草和西药如抗结核药、抗生素、降压药、解热镇痛药、安眠药、抗肿瘤药及部分避孕药,对肝脏有毒性,可能诱发药物性肝炎,因此要慎用或禁用。

慢性肝病患者在服用治疗其他系统疾病的药物时,应向医师告知自己的肝病情况。

5. 良好习惯

不良的生活习惯或嗜好也会对肝脏造成损害。吸烟已被证明可能加重脂肪肝和肝纤维化的发展,所以必须戒烟。少量饮酒对肝脏可能没有害处,但个人认为不应提倡,而且只宜饮黄酒和红酒。浓茶和咖啡对肝脏的伤害暂无定论,但也不宜过多,强调适度为是。

肝病患者可否服用膏方,要视具体情况而定,如在病情不稳定期,如肝功能波动、临床症状明显时,暂时不宜服用膏方,一则消化吸收不佳,二则难以根据病情变化调整药物。而在治疗稳定期,患者的消化功能基本正常,但有乏力、胁痛、腰酸、大便溏薄或干燥、夜寐不佳等不适症状时,则可据情服用膏方调理,但要注意药物不宜滋腻。

此外,定期进行必要的检查和随访也十分重要,医师可以根据病情变化调整治疗方案。

6. 注重环境养生保健

生活和工作环境的宽敞舒适与否,与肝脏养生保健关系密切。当然,居住在蓝天白云之下,青山绿水之间,是最理想的事情。但城市居民多不具备这样良好的条件,多居住在人口密集,交通拥挤,污染严重的地方。所以,在城市中居住的人,可以多到居住地附近的公园去活动,那里有花有草有水有树,视野开阔,环境优美,空气新鲜,对健康有益。有便利条件的中老年人,也可以多到有山有水有湖泊有树林的郊区去旅游,踏青、登山、游泳、垂钓、采摘、漫步都是较好的运动方式。在居室内或阳台上种植一些美丽的观赏植物,也对改善环境、清洁空气有好处,有利于身心健康。因为,满目的绿色会给人带来舒畅、朝气蓬勃的好心情,对肝脏的养生保健很有利。现代研究表明,绿色有稳定人情绪的作用,还能够调节血压,保持人体血压的正常。

7. 护肝保健操

① 揉大敦穴:盘腿端坐,赤足,用左手拇指按压右足大敦穴(足大趾甲根部外侧),左旋按压 15 次,右旋按压 15 次;然后用右手按压左足大敦穴,手法同前。

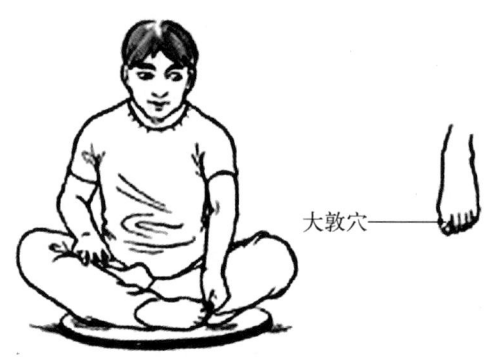

② 按太冲穴:盘腿端坐,用左手拇指按太冲穴(足背第 1、2 趾骨之间),沿骨缝的间隙按压并前后滑动,做 20 次,然后用左手按压右足太冲穴,手法同前。

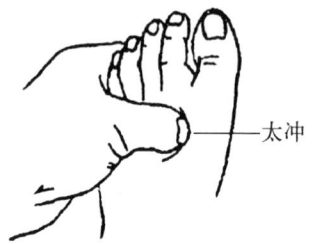

③ 揉三阴交穴:盘腿端坐,用左手拇指按压三阴交穴(内踝尖上 3 寸,胫骨后缘处),左旋按压 15 次,右旋按压 15 次;然后用右手按压左三阴交穴,手法同前。

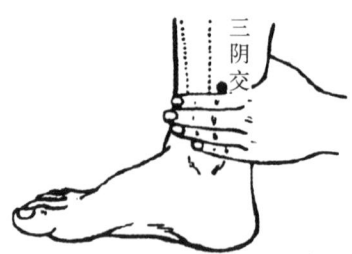

④ 推搓两胁法:双手按腋下,顺肋骨间隙推搓至胸前两手接触时返回,来回推搓 30 次。本法有养肝护肝、增强肝的功能和降血压的作用。

对中医药学术思想的认识

什么是学术？简而言之，学术是系统的、专业的学问（知识与技能）。无论何种专业领域，包括中医学在内，个人认为学术是按照渐进式的程序逐步发展和提升的，大致可以分成几个层次，即知识—经验—观点—风格—理论—思想—学派。一般而言，以"跨越式"形式发展的可能性在实际上是极为少见的。

下面，简单地解释一下以上几个"层次"的概念。① 知识——人们在改造世界的实践中获得的认识和经验的总和；② 经验——通过实践得到的知识或技能，或经过验证正确的理论；③ 观点——观察事物时所处的位置或采取的态度，以及对事物或问题的看法；④ 风格——泛指风度和作风，如文艺界在实践活动中表现的艺术特色和创作个性及其体现的各种要素；⑤ 理论——人们由实践概括出来的关于自然界和社会的知识的有系统的结论；⑥ 思想——客观存在反映在人的意识中并经过思维活动而产生的结果；⑦ 学派——同一学科中因学说、观点不同而形成的派别（以上均摘自光明日报出版社出版的《现代汉语辞海》）。由此可见，在学术领域中的定名和定位及其内涵，是一门很专业的学问。如果弄不清他们的涵义，就会产生某些混淆或误导。

谈到做学问必定要涉及文字资料，即文献。其实"文献"包括两层意思，最早见于《论语·八佾》中："文者，典籍也，献者，贤人也。"也就是说包括了人和物两个要素，中医学文献包括许多种类，如经典（《黄帝内经》《伤寒论》《难经》等）、专著（《诸病源候论》《千金方》《本草纲目》等）、方书（《普济方》《珍珠囊》《丹溪心法》等）、医案（《名医类案》《王旭高医案》《叶天士医案》等）以及大量失传或散失的佚作，这些都是中医药学宝贵的遗产，其中多数是中医人的必读之书。

博大精深的中医药学浩如烟海。我认为总结起来大致有以下几点，即"一合天地""二分阴阳""三因制宜""四诊四法""五行五脏""六经六气""七情六邪""八纲八治"。概括起来，包含了中医的三大支柱，即天人合一、整体观念、辨证论治（包括治未病）。实际上，上面所列的条目是中医在诊断和治疗以及养生保健理念中必需和有效的手段和方法,其中有的互为因果,有的有机衔接,总之,很好地体现了"体"和"用"的关系。什么是"体",体是最高的指导原则,什么是"用",用是实现体的具体措施。不仅中医如此,西医同样如此,换句话说,也就部分可以正确地理解和贯彻"中医为体,西医为用"的方针。事实上,无论中医西医,不论是体或用,两者不可缺一,有体无用,或有用无体都会导致迷失方向,走入歧途。对于医学的发展都不可取。

近年来,中医学的著作和文章越来越多,作为继承和发扬中医老专家的研究课题也大量涌现,而且不少都冠以"×××老中医的学术思想"的题目,但是,细细读来,静思分析之后感到似乎不少作品有些名不副实,或者张冠李戴,为此也查阅了部分文献著作,对于"思想"一词逐步加深了认识。什么是"思想",在辞典中也有解释,毛泽东同志说过,"感性认识的材料积累多了就会产生一个飞跃变成了理性知识,这就是思想"。看似简单,但却包含了深奥的内涵。多数学者认为,作为"学术思想"应该具备下列特性:① 独立的个性;② 独到的见解;③ 独特的方技;④ 独创的理论;⑤ 独树的流派。这五个"独"字基本上道清了学术思想的要素,也可以作为一把尺子来衡量或评估"学术"的分量和地位。这个标准已经很高很难,更何况其中的每一个"独"字还可以分成不同的级别。尤其是能够真正成为"流派"者更是凤毛麟角。举个例子,京剧界梅兰芳、程砚秋、荀慧生、尚小云都是公认的青衣四大流派,差不多近八十余年,迄今被公认为新的青衣流派只有一位——张君秋先生的张派,可见流派的形成不是一件容易的事情。中医界中姑且不论张仲景,从宋元至明清和民国时期,能够成为中医大师和流派的代表人物其实并不很多,除了金元四大家之外,李时珍、张景岳、陈远公、王旭高、叶天士、薛己、唐容川、张寿甫等中医或中西医结合大家均可上榜。尚有许多名家虽有奇技或理论,但以学术思想的标准衡量,可能尚有差距。难以称"派",反之,有些医者在世时名气不是很响,也无传世之作,但却有真知灼见或真才实学的不在少数(可参阅谢观所著《中国医学源流论》)。

反观上述"学术思想"的推介,不禁令人咋舌。归纳起来,当今在中医领域所谓学术思想的乱象表现有多种形式,如随意戴帽、人为拔高、标新立异、一家之言、借用套话、毫无新意、牵强附会、强加己见、小题大做、老调重弹、文不对题、术思混淆……不一而足。真的到了知者不解、学者迷茫的地步。为了中医学的正确传承和发扬,对于这一乱象应该给予重视和澄清,即使会引来某些非议,但是作为中医人这是义不容辞的责任。

妄论中医学术思想可能带来不少负面效应。其一，淡化中医药学的严肃性和权威性，什么内容都能冠以学术思想，中医学就不是一门深奥的科学了；其二，造成错觉和误导。让年轻中医学者误认为学术思想就是那么一些内容，用不着花大力气去研究和实践，以此为准，照样而行，这样无疑会逐步降低中医学的学术水平；其三，不能正确引导，不能指明正确的目标和道路。最终不利于中医学的创新和发展。实际上，部分中医专家继承人或研究生已经步入急功近利和不求甚解的歧途。

谈到这里，我自己的体会是，在继承和发扬中医学的大事中必须严格遵守四条底线：① 中医基本理论不能动摇，因为这是业之根本；② 中医历史遗产不能丢掉，因为这是引路之石；③ 中医创新探索不要臆造，因为这是高层设计；④ 中西医药结合不要误导，因为这是施工条件。在学术思想问题上，如果能够很好地遵从这些原则，那么中医的传承和发展就有了最基本的保证，而且通过实践检验会使大家形成共识，更好地推动中医学的良性发展。

总之，学术思想是具有特殊内涵意义和层次的学术水平的代名词，不能自命、自封，更不能随意奉送，只有全面正确地理解，锲而不舍地追求，才能达到理想的顶峰。

顺便再谈谈关于中医文献的研究，因为这涉及中医药传承创新发展的重要领域。传世的大量中医药经典文献资料谬误、歧疑之处并不少见，各人说法莫衷一是，文献研究的重要任务之一，即追根溯源、去伪存真，还其本来面目，这是一个极其严肃和困难的任务，何况对于中医中药而言，尚有许多需要深入和广泛研究的领域，其中包括中国民族医学的文献、东方医学（如日本、韩国、印度医学等）文献、东医西渐的文献（卜弥格、马可·波罗、李约瑟等）、西方传统医学的文献及医学人类学的文献等，有的都还处于初始状态，有的需要收集整理，更多的需要深入研究。但是对于医学领域这些都是宝贵的遗产，要在看似无关和散乱的文献中，通过研究发现线索，理清头绪，找出答案，得到启迪，推动医学的发展步伐。

关于中医学术思想还有许多可以讨论的议题，本文只是择要而述，不能尽言，姑且留待后叙，简单的小结三点。第一，"中医中药是伟大的宝库，要努力挖掘不断提高"，这一训导永远指引我们不断前进。第二，中西医结合不仅是一种形式，更是一种理念，"西学中"和"中学西"应是殊途同归的光明之路，中医和西医药逐步统一认识，加强沟通，求同存异，相向而行，不忘初心，永远前进，立志创造唯物辩证法指导下的新医学派，是中西医学工作者共同的责任。第三，我们希望未来能涌现更多名副其实的学术思想、中医大师和高明的理论家,谱写中华文化和中医药的新篇章。

七言小诗,聊作结尾,匹夫陋见,愿闻指正。

神州杏林满园春,不离守正与创新;
老骥力微技也穷,别开新面仗后生。

注:因篇幅所限,本文摘录发表于《上海中医药杂志》2020年10期P12-15。

《新民晚报》小品集锦

二十世纪之八九十年代,我在曙光医院肝科工作,患者甚多,均要延至下午一时或者晚上七时过后。临诊之余,抽空常写一点有关肝病防治的科普小品,投寄《新民晚报》,多获刊用,节前偶然拾集这些资料,觉得还有用处,将其集中起来取名《小品集锦》,收入专集之中,并非有较高的学术价值,只是告知中青年学子,年轻时当努力工作,每当发表一篇短文,患者数量即会大大增加,绝非是自做广告更不是招揽病家,只是在科普战线上做一点小事。而今仍希望青年学者既抱济世之心,又有勤笔良习,予人予己,都是好事。

一九九五(乙亥)年元月补记

一、肝炎·胆囊炎·胃炎

某君数年来经常发作右上腹隐痛不适,食后脘胀嗳气频作。曾至几家医院就治,诊断慢性肝炎、慢性胃炎、慢性胆囊炎不一,先后服用治疗溃疡病、胆囊炎的药物,未收显效,颇感痛楚。后经友人介绍来院门诊,追询数年前有肝炎史,虽肝功能正常,但乙肝病毒指标HBsAg、HBeAg均阳性。B超显示肝脾略大,慢性肝损害,胆囊壁毛糙、增厚。再做胃镜检查为慢性胃窦炎,至此诊断基本明确。经中医调治月余,病情康复。

慢性肝病常可累及肝、胆、胃等脏腑,虽病变深度不一,但临床表现往往复杂多变,或与消化性溃疡、慢性胃炎的症状相似,或与慢性胆道疾患难以区别,少数患者三者同时受累,症情更加变化多端,致使一时诊断不明。笔者门诊时常遇类似患者,如不细加鉴别,仅按一病治疗,往往难以收效。据国内外文献报道,慢性肝炎伴有胆囊及胃部病变者,占很大比例;约半数患者B超可见胆囊壁增厚或粗糙;胃镜检查则有90%以上示胃窦炎征象。祖国医学认为:慢性肝炎常有肝胃不和之证候,如纳呆、脘胀、嗳气、大便习惯异常、舌苔白腻。这类患者中医治疗以疏肝健脾和胃为主,可选用柴胡、枳壳、半夏、陈皮、茯苓、薏苡仁,辅以元胡、丹参、川连、白花蛇舌草等。若症状较轻者，可服用保和片、舒肝丸、香砂六君丸等中成药。目前认为肝炎伴发的胆囊病变，是由于肝病时胆汁成分和胆道功能异常所致。患者常有右上腹隐痛，但很少出现高热、黄疸、剧痛、呕吐等症状，部分病例可有胆结石，中医属胁痛范畴。治疗以疏肝利胆清热解毒为主，如柴胡、山栀、白芍、玉金、茵陈、金钱草、川连、虎杖等，成药可服逍遥丸、消炎利胆片并服益肝灵（水飞蓟宾）、肝必复等药物。慢性肝炎患者不论是否伴有胃炎、胆囊炎，除服药之外，尚须注意饮食调节，不宜进食油腻、生冷及刺激性食物，禁烟、酒，多食新鲜水果、蔬菜，保持大便通畅。

由于慢性肝炎、胃炎、胆囊炎三种疾病常可同时存在，因此建议慢性肝炎患者应做B超检查，了解有无胆囊病变。如有明显消化道症状，可行纤维胃镜检查，以排除胃部疾患。然后，根据中医辨证，分析病因病机，选择合适的治疗方法，对于部分慢性胃炎及胆囊炎的患者，亦有必要检查肝脏情况，如肝功能、乙肝病毒血清学标志（HBVM）及B超，可确定或排除慢性肝病。

二、老年黄疸须防癌

门诊时，曾接待一位因黄疸来院就诊的老年患者。据称有肝炎史，两月来上腹部胀痛不适、纳呆，发病后体重渐减，伴有低热，化验血液胆红素及转氨酶（GPT）升高，外地某院先后诊断为慢性肝炎、慢性胆囊炎，经中西药治疗，黄疸不退，反见加深。详细询问病史后，做体格检查，发现肝脏肿大，质地较硬，表面不平，遂疑为肝脏占位性病变。经B型超声及血液检查，证实为"原发性肝癌"。

老年人黄疸的原因很多，急慢性肝炎、肝硬化、胆囊炎、胆石症、肝、胆、胰肿瘤，都是较为常见的病因。例如，有一组老年黄疸患者的最后诊断，其中肝癌占20.7%，肝外肿瘤13.1%，胆囊炎胆石症20.1%，肝炎占42.3%，可见约有一半的老年黄疸患者是由于消化道肿瘤引起胆道梗阻所致，临床上称为"梗阻性黄疸病"。

老年肝炎有几个特征，约90%伴有黄疸，且程度较深，消退很慢，不少患者演变成慢性肝炎或肝硬化。由于肝炎是常见病，所以某些黄疸患者被误诊为黄疸型肝炎或肝硬化，因而延误了患者的治疗。国内有资料报道，这种误诊率7%～20%。临床上如遇到黄疸长期不退或进行性加深伴有不规则发热、上腹部胀痛、进行性消瘦的老年患者，需警惕消化道癌肿的可能。对于这些患者，除仔细询问病史，细致地做体格检查外，必要时可做其他检查，如检测碱性磷酸酶、乳酸脱氢酶、甲胎蛋白定量、B型超声、同位素扫描和CT等。如果甲胎蛋白大于400 ng/mL，B超或同位素扫描提示肝内占位性病变，即可诊断为肝癌。

目前已经证明，乙肝病毒(HBV)与原发性肝癌之间有相关性，HBVM阳性的肝炎患者，患原发性肝癌的概率大大高于HBVM阴性的患者。因此，专家建议HBsAg阳性的慢性肝病患者，应定期随访，以便早期诊断病变，并采取必要的治疗措施。

三、重谈甲肝

1988年春节前上海市流行的甲型肝炎，人们记忆犹新。两年后的今天，医学工作者经过研究，对于传染性肝炎又有了若干新的认识：

（1）目前病毒性肝炎分为甲、乙、丙、丁、戊五型。其中，甲、乙型肝炎比较了解，丁型肝炎是由HDV所致的传染性肝炎。以往所称非甲非乙型肝炎，现可分成经血液（输血）传染的丙型肝炎和经胃肠道传播的戊型肝炎。对于丙、丁、戊型肝炎的病原学和临床特点，都已有所了解。

（2）过去认为甲肝预后良好，不会变成慢性肝炎，但近几年来，经过病原学和血清学证实的慢性甲型肝炎病例，国外已不止一次报道过。这一问题已引起了国内外学者广泛的兴趣和深入研究。

（3）一般甲肝流行后，人群免疫力提高。按照流行病学规律，要过四五年才会再次大流行。现已发现，甲肝可以重复感染，即患过甲肝的人仍可再次感染甲肝病毒并且发病，即并非终身免疫。

（4）大量传染性肝炎病例的检测发现，病毒性肝炎混合感染情况并不少见，即同时感染两种肝炎病毒。1988年甲肝病例中有相当部分原已感染乙肝病毒。而且，甲肝病毒可以干扰乙肝病毒的复制，部分病例患甲肝时，血清中乙肝病毒指标(HBsAg、HBeAg等)可以暂时转阴，当甲肝痊愈后，重新出现阳性。这些新的发现和认识，使病毒性肝炎的防治更加复杂化。

最近上海市又进入甲肝发病季节，市府及有关部门已采取必要措施，但仍须我们各自做好预防工作，牢记"病从口入"。

目前，对甲肝尚无特效预防方法。接触甲肝患者后，肌肉注射丙种球蛋白3毫升，可能免受感染或减轻病情。一旦有发热、全身不适、尿黄、胁痛等症状，应警惕急性甲肝；如伴有明显腹胀、恶心、大便异常等，要及时去医院检查肝功能，以早期诊断。

急性甲型肝炎宜用中药治疗,我院常用的协定方以清热化湿、利胆退黄为主,对退黄和降酶疗效较好。组方包括虎杖、蛇舌草、黄芩、川连、车前子、薏苡仁、半夏、陈皮、茯苓。黄疸者加茵陈、金钱草、山栀;胁痛甚者加延胡索、广玉金;纳呆加鸡内金、麦芽;便秘者加生川军。同时可加用甘露消毒丹或六一散,也可同服保肝药如维生素类、脱氧核苷酸、肌苷等。如肝功能基本恢复,但自觉不适或病情变化复杂时,则需辨证施治。

除了服药,急性甲肝患者应注意休息,发病一个月内要做好消毒隔离。饮食以清淡为宜,千万不要盲目增加营养或自服各种滋补药品。

四、GPT 升高都是传染性肝炎吗?

GPT(现称 ALT)即谷氨酸丙酮酸氨基转移酶,主要存在于肝脏、心脏和骨骼肌中。肝细胞或某些组织损伤或坏死,都能使血液中的 GPT 升高,已知很多疾病可引起 GPT 异常,必须加以鉴别。

(1) 病毒性肝炎

这是引起 GPT 增高最常见的疾病,各型急、慢性病毒性肝炎,GPT 均明显升高,但其上升幅度与肝脏病变严重程度并不完全一致。同时,胆红素、锌浊度和谷氨酰转肽酶亦可升高。血清检测 HAV-IGM 和 HBVM 可区分甲、乙型肝炎。

(2) 药物性肝炎

多种药物和化学制剂,如红霉素、四环素、异烟肼、保泰松、氨甲蝶呤、避孕药等都能引起胆红素及 GPT 升高,但慢性指标变化较少,并常伴有其他过敏反应。在停药后,GPT 很快恢复正常。

(3) 酒精性肝病

近年来,酒精性肝病的发病率逐步上升。大量或长期饮酒者可发生酒精性肝炎、脂肪肝和酒精性肝硬化。患者 GPT 和 GOT 升高,临床表现与肝炎相似。脂肪肝时血中胆固醇、三酰甘油的水平多增高。

(4) 肝硬化与肝癌

肝硬化活动时,GPT 和胆红素都高于正常水平,应该积极治疗。原发性或转移性肝癌患者的 GPT 大多正常或轻度升高。但碱性磷酸酶和甲胎蛋白水平增高,B 型超声或 CT 检查有助于诊断。

(5) 胆道疾病

胆囊炎胆石症急性发作时,常有发热、腹痛、恶心、呕吐、黄疸、血胆红素及

GPT 升高。炎症控制后,GPT 降至正常,可做 B 超或 X 线检查。

(6) 心脏疾病

急性心肌梗死、心肌炎、心力衰竭时,GPT 和 GOT 均升高,患者常有胸痛、心悸、气短、浮肿。心脏检查有阳性体征及心电图异常。

(7) 其他

某些感染性疾病,如肺炎、伤寒、结核病、传染性单核细胞增多症等,都有 GPT 升高,但这些疾病各有典型的临床表现,并可借助实验室检查,明确诊断。此外,急性软组织损伤、剧烈运动、妊娠期,亦可出现一过性 GPT 及升高。

如发现 GPT 升高,不必过于紧张,亦不要盲目服药,应及时到医院就诊。如不能排除病毒性肝炎,宜做好食具及排泄物的消毒隔离。暂时服用降酶药物,如黄疸茵陈冲剂、垂盆草冲剂、益肝灵(水飞蓟宾)及维生素等,待明确诊断后再采取必要的治疗措施。

五、与肝病患者谈谈情绪问题

通过几十年的临床工作,我们发现一个基本规律,那就是:身心健康者,得病易康复。这也许可称为肝病康复的秘诀。

患病是不幸的,但光着急是没意义的。相反,情绪上的波动常能通过神经内分泌系统影响肝病的治疗与康复。我们认为,肝病患者应该从思想上正确对待,情绪上保持乐观,精神上力排消极因素,发挥自身的力量与医护人员一起与疾病作斗争。何况病毒性肝炎多属自限性传染病,病情的波动与自身免疫的不平衡很有关系。只有培养自己坚强的性格,锻炼自己克敌制胜的意志,才有可能在治疗的基础上缩短病程,达到康复的目的。临床经验告诉我们,大部分肝病患者都是三分治病七分养,在急性期或重型时需更多依靠医护人员;到恢复阶段和慢性病程时,主要就靠自我疗养。疗养指的是生活起居、运动情况、饮食营养和精神调理。在精神调理上,只有保持身心健康,肝病才容易康复。

有些肝病患者康复得很快,了解其秘诀"以康复为目标,活得潇洒一点,糊涂一点""平素要助人为乐,知足常乐,自得其乐""保证每日合理膳食,适当运动,戒烟禁酒,心理平衡"。

中医学认为,人的精神情志活动与机体的脏腑气血密切相关。肝病患者的情绪变化,影响着疾病的康复。例如,病毒性肝炎虽然有外来病毒的侵袭,但却多发病于抵抗力低下的人。正如《黄帝内经》所讲:"邪之所凑,其气必虚。"而抵抗力低下与精神因素关系很大。一切疾病都会受到情绪的影响。心情舒畅,有助于病情的改善;精神抑郁,能使病情恶化,肝病尤其如此。许多慢性肝病患者,由于病程较长,思想负担颇重,在治疗过程中一遇波折,就失去了治疗的信心,悲观失望,焦虑不安,对肝病的康复极为不利。所以要说服患者,遵照医嘱,"既来之,则安之",以正确的态度对待疾病,对疾病不要过分担心。肝病患者容易情绪波动,不能克制,这是病态反映的表现,要树立坚强意志,稳定情绪,思想乐观,心情开朗,这在配合治疗上是非常重要的。

良好的心理状态有利于病情的恢复。肝病患者应保持乐观情绪,树立战胜疾病的信心,为人处事应胸怀坦荡。通过心身调理,辅以药物治疗,绝大多数患者可完全康复,慢性病者病情亦可长期稳定。快乐的心情胜过良药。医学研究表明,肝脏内分布着丰富的交感神经,气恼忧愁会直接导致肝细胞缺血,影响肝细胞的修复和再生。所以应该改变对自己和他人过于苛求、牢骚满腹的不良行为模式,培养乐观、开朗、宽容、放松的健康行为模式和品性。保持高度的乐观主义精神,培养和增强战胜疾病的信心,待人处事心怀坦荡,保持积极的思想情绪。中医曰"怒伤肝";西医认为,盛怒之下交感神经兴奋,血压升高,胃肠蠕动减弱,消化液分泌减少,肝静脉回流障碍,久之导致肝细胞萎缩,甚则可诱发癌症。

中医学认为"肝主疏泄",主要是指肝脏具有疏畅气机,调节情志,促进胆汁分泌与疏泄,协助脾胃消化的功能。肝的功能正常,就会心情舒畅,气机调顺;反之,怒伤肝,不良的精神刺激反过来影响肝的疏泄功能,导致肝气郁结,气机阻滞,出现胸胁胀痛,食少纳呆等症。临床上我们经常遇到一些肝病患者因情志刺激而致病情加重或愈后复发的情况。故对肝病患者,我们真诚地希望在用药物治疗的同时,保持乐观的情绪,这样才能有助于病情的早日康复。

六、乙型肝炎会变成肝癌吗?

目前,全世界有 2 亿以上的乙肝病毒携带者,平均每年约有 5 万以上的人死于乙肝病毒感染所致的肝癌。迄今已有资料证明:乙肝病毒感染与肝细胞癌之间存在关联,并认为,乙肝病毒作为全球性致癌病因,其重要性仅次于吸烟。原发性肝癌的发生率、死亡率及其地区分布,与乙肝病毒感染率和乙肝发病率极为相似,两者均多见于西南非洲和亚洲太平洋地区国家,与北美、西欧等国相比,高出 30～200 倍之多。我国东南省份乙肝病毒感染率和肝癌发生率,也高于西北地区。在肝癌死亡病例中,HBsAg 阳性率高达 90%。总之,乙肝病毒感染严重的地区和人群中肝癌的发生率相应增加。对于感染乙肝病毒者,如有肝炎既往史、肝硬化或血清抗 HBc-IgM 阳性者,发生肝癌的机会较多。此外,吸烟、饮酒、环境社会、经济因素,也与肝癌有关。动物实验研究发现:感染嗜肝病毒的某些动物(如土拨鼠、北京鸭等),都能发生肝细胞癌,这也支持肝炎病毒与肝癌有关的事实。

关于乙肝病毒致癌的机理迄今未明。一种意见认为乙肝病毒有直接致癌作用;另一种意见则认为,它仅是始动因子,当感染乙肝病毒后,在许多因素共同作用下,使肝细胞发生癌变。目前这个问题正在深入研究中。

乙肝患者或 HBsAg 携带者如果有以下几种情况,应怀疑有原发性肝癌:① 经常发热、明显消瘦、上腹胀痛、食纳减退、肝脏肿大、黄疸腹水。② 血清甲胎蛋白(AFP)大于 400 毫微克/毫升,持续一个月以上,并排除妊娠、活动性肝病或生殖腺、胚胎性肿瘤。③ 肝同位素扫描、肝血管造影、B 型超声或 CT 确诊占位性病变;血清碱性磷酸酶、乳酸脱氢酶、谷氨酰转肽酶持续增高,应该引起重视。甲胎蛋白是诊断早期肝癌的敏感指标,阳性率约 70%。部分肝癌患者可呈阴性或马鞍形波动,可结合其他方法进一步确诊。建议对乙肝病毒血清指标(HBM)阳性,且甲胎蛋白升高的肝病患者,必须定期随访,以确诊或排除肝癌。肝穿刺活组织检查可确诊肝细胞癌,但有危险性,必须从严掌握。

虽然,乙肝可能发展成肝癌,但是只占患者的极少数,而且一般要经历十年左右的时间。所以,只要医师和病员高度重视,并且根据具体情况定期检查上述各项指标,同时积极治疗乙型肝炎,就有可能及早发现和适当处理,乙肝患者也不必为此背上沉重的思想包袱。

七、怎样防治药物性肝损伤?

肝脏在药物代谢中起着重要的作用,大多数药物在肝内经过生物转化而清除,许多药物本身或其代谢产物均可引起肝脏损害和病变。

为了预防药物性肝损伤,在药物治疗期间,特别是用新药治疗时,应注意:
① 要监视各种毒副反应,定期测血象、尿液、胆红素、转氨酶和碱性磷酸酶。
② 指征不明确时,不滥用药物或长期大量用药。
③ 用药前仔细询问或告诉医生有无药物过敏史或过敏体质。
④ 对有肝、肾疾病的患者,新生儿和营养障碍者,药物的使用和用药剂量应慎重考虑。

⑤一旦出现肝功能异常或黄疸,应及时查找原因,不能排除药物性肝损害时,可考虑停药观察。

⑥对有药物性肝损害病史的患者,应避免再度服用相同的或化学结构相类似的药物。

如果已经明确为药物性肝损伤,应立即停用有关的或可疑的药物,同时给予一些保肝药物如B族维生素、维生素C、还原型谷胱甘肽。明显胆汁淤积者可试用泼尼松治疗,并暴发性肝功能衰竭者,按暴发性肝炎(急性重型肝炎)原则处理。

中医中药在治疗药物性肝损伤以清除毒邪为基本治则,治疗首先是停用肝毒性药物,其二是解毒排毒,解毒以凉血解毒为法,排毒以通利二便,给邪以出路。同时根据证候表现进行辨证加减用药。基本方药:赤芍、蒲公英、丹皮、白花蛇舌草、枳壳、郁金、白茅根、大黄、车前子、小蓟。方中赤芍、丹皮、白茅根、小蓟凉血解毒;蒲公英、白花蛇舌草加强其解毒功效;大黄、车前子,使邪从二便而出以排毒;枳壳、郁金清肝利胆、通调气机。随证加减:若神疲乏力者,加黄芪、白术、党参;黄疸明显者加茵陈蒿、栀子;纳差腹胀者,加制半夏、陈皮、炒谷芽、炒麦芽;若发热,出现皮疹、瘙痒者,加蝉蜕、葛根、地肤子;胁下痞块,可加鳖甲、牡蛎;出现神昏谵语,急以紫雪丹灌服。

大部分药物引起的肝损伤在停用药物或正确治疗后可自行恢复,若引起暴发性肝功能衰竭、血管性损害,可导致死亡。所以,患者和医生一定要注意不能滥用、乱用药物,即使是非处方药,用的时候也应了解功用、主治、不良反应,以合理应用。否则会导致药物损肝,气血阴阳失调,甚至出现更严重的后果。

八、GPT为何长期异常?

经常收到患者来信询问:为什么患肝炎后,谷丙转氨酶(GPT/ALT)长期不降或反复异常?根据资料分析和个人经验,主要有以下几种原因。

(1) 肝炎类型

甲型肝炎一般不会变成慢性肝炎。但乙型和非甲非乙型肝炎有相当部分将演变为慢性肝炎。尤其是乙型慢性活动性肝炎(CAH),病情时常反复,除GPT升高外,尚可出现黄疸,这种病例建议做肝穿刺活检,明确诊断。此外,如果同时或先后感染两种肝炎(称为混合、重叠感染),也可使病情复杂化,迁延难愈。

(2) 胆道疾患

B 型超声检查，可发现不少慢性肝炎患者合并胆道病变，如胆囊炎、胆石症、慢性肝炎、肝硬化患者，胆石症的发生率较正常人高出数倍，由于胆汁郁积和胆管炎症，致使 EGPT 升高，但一般升高的幅度不会很大。

(3) 肝脂肪变或脂肪肝

急性肝炎期不适当地增加营养，过多进食高脂食物或长期饮酒，可使肝细胞损害加重，导致脂质在肝内堆积，有时形成脂肪肝。临床上除有肝炎症状外，实验室检查主要有 GPT 轻度升高和血脂水平明显增高。因此，肝炎患者忌食高脂食物及任何含有酒精的饮料。

(4) 药物损害

约有几百种药物（包括少数中草药）可以导致肝功能损害。特别是抗生素、解痛药、激素，长期服用降血脂药或某些减肥药，均可引起 GPT 升高。故肝病患者应慎用或禁用这类药。

(5) 治疗不当

中医中药是治疗肝病的主要方法。由于慢性肝炎病情复杂、矛盾交错，虚中夹实，必须仔细辨证，灵活掌握。不适当地应用清热解毒药或补益药，反而于病情不利，有的病员自服各种人参制剂后，GPT 反而上升者，并不少见，因此，肝炎患者用药，特别是服用补益类药物应在医师指导下为宜。

(6) 生活不节

除饮食外，适当休息至关重要。大运动量的体育活动、连续作战、带病上班、长途旅游、睡眠不足，常是 GPT 反复的诱因。已婚的肝炎患者，必须节制或避免性生活，因为这也是使肝功能恶化和难以恢复的原因之一。

(7) 情绪失常

中医强调，肝病者最忌心情焦虑或抑郁，如果情绪不佳，则胁痛、寐艰、多梦、烦闷、易怒等症状常可加重，并可伴 GPT 升高及其他肝功能异常。所以，处方用药中需加疏肝、利气、安神之类药物。鼓励患者保持愉快乐观的心情，对于病情恢复是十分有利的。

当然，由于慢性肝炎的病因病机还未全部弄清，每个患者的身体素质不同，治疗方法各异，因此，可能还有其他造成 GPT 长期不降或反复的原因，如碰到这种情况，可从上面几方面检查和分析。

九、甲肝"余波"

今春本市流行的甲型肝炎,虽然事情已逾半载,但似乎余波未息。门诊时有罹患甲肝后的患者,因肝功能仍未恢复正常或症状明显,来院就治。

部分病员年初患急性肝炎,经治疗后肝功能一度正常,但随访中偶有丙氨酸氨基转移酶(GPT)升高,因此担心甲肝复发或转成慢性肝炎。一般而言,甲肝恢复比较顺利,多数患者可在3～6个月内痊愈。查阅国外文献,国外最近曾报道"甲肝变异型",即在甲肝症状和实验室检查恢复后,GPT再度升高,伴有或不伴症状,这种甲肝复发时间可以稍长,其机理尚不清楚。但不论过去和现在,还未见急性甲肝演变成慢性肝炎的报道。根据我们临诊所见,甲肝患者在起病后数月内,肝功能可以出现反复,不过这并不能称之为复发。那么,为何有的甲肝患者的功能反复异常呢?我们认为,主要有几种可能性。

(1) 诊断不明确

今春发生的肝炎绝大多数属于急性甲肝无疑,但也有部分病例未做HAV-IgM即按甲肝处理,而其中有的系乙型肝炎或甲肝、乙肝所混合感染的患者,这些患者的病情发展就不同于急性甲肝,肝功能出现反复也就不足为奇。因此建议这些病例应检查乙肝病毒血清学指标(HBVM)。

(2) 用药不当或停药过早

有的甲肝患者发病初就服用联苯双酯降GPT,虽然一时收效甚快,但如停药或减量后,GPT即出现反跳。而且,这些人再用其他药治疗,反应较差,使医师和患者都感到棘手。因此,联苯双酯不能乱用;如果已在服用,应根据肝功能逐步减量,一般每月减少1/3药量为宜。据日本资料报道,肝炎患者服用小柴胡汤,可以减少GPT的反跳。

(3) 活动过度

有的青年患者,肝功能刚刚恢复就急于上班或过度活动,亦可引起肝功能的反复。如果注意休息,转氨酶较快下降。建议肝炎患者在连续三个月复查肝功能正常后,再恢复轻工作,逐步过渡到正常工作。患甲肝后,体重明显增加,GPT长期轻度升高时,要想到肝脂肪变的可能性。

另外,有的病员急性肝炎后,肝功能持续正常,但自觉乏力、脚软、胁痛,尤在劳累、寒冷、情绪不快时加重,这可能是"肝炎后综合征",这些人的肝脏多数无病变,对健康无妨,病员可消除顾虑;症状较明显的可服用逍遥丸、舒肝丸等中成药,常可使症状减轻或消失。

总之,对于医师和病员来说,能够做到诊断明确,合理用药,消除顾虑,注意养生,即可促使病情早日康复。

十、漫话脂肪肝

近期来,临诊时有自称患慢性肝炎要求中医治疗的患者,症诉神疲乏力,上腹饱胀,右胁隐痛不适,肝功能正常或轻度异常,其人体态较胖,大腹便便,经详细检查后诊断为"脂肪肝"。

脂肪肝是肝脏代谢性疾病,指肝内脂肪含量超过肝脏湿重5%,国外多见。国内近年由于肝炎患者较多以及营养饮食习惯改变,此病亦渐增多。引起脂肪肝的原因很多,患肝炎时过分增加营养,尤其是脂肪食物,长期大量饮酒、脂质代谢异常、糖尿病、营养不良、药物或妊娠等,都能形成"脂肪肝"。

一般认为,脂肪肝是一种特殊的肝脏慢性疾病。临床表现多不典型,常有肝脏肿大,质地饱满,可伴有某些肝功能异常,特别是所谓"小PT"(氨基转移酶轻度升高)。本病诊断比较困难,有的误诊为慢性肝炎或占位性病变,往往久治不愈。实验室检查以氨基转移酶(GOT/GPT)和谷酰胺转肽酶(r-GT)升高及肝排泄试验(BSP/ICG)减退,血脂升高,最有诊断价值。肝脏超声探查示肝内光点闪烁,出波衰减,血管纹理模糊等改变,确诊需做腹腔镜或肝穿刺检查,但国内一般少用。总之,脂肪肝的诊断应据病史、体征、肝功能检验和超声探查等各项指标,进行综合判断,比较可靠。

本病治疗颇为棘手,目前尚无特效药物,西医可服用降脂药物,如谷酰胺,维生素 E、C、B_6 等,但不宜长服对肝脏有损害作用的降脂药。中医治疗可应用健脾、化湿、祛痰及具有降脂作用的中药,如生山楂、茯苓、薏苡仁、泽泻、生地黄、桑椹子、杭菊花、党参等,并根据病情组方试治。国外曾报道用茵陈五苓散、小柴胡汤治疗本病有效,尚待临床进一步验证。氨基转移酶升高者,酌情自加用清热、活血药物(黄芩、丹参等),单纯应用治疗病毒性肝炎的药物,并不能达到恢复肝功能和降酶的目的。

脂肪肝患者除了药物治疗外,尚须注意生活调理。平时要限制热量,特别是脂肪的摄入,多食新鲜蔬菜、水果,严禁饮用含酒精的饮料。适当增加体力活动,有助于减少脂肪积聚和病情康复。凡疑诊或确诊为脂肪肝的患者,应定期到医院检查,以了解病情的变化。

十一、乙肝的传播和预防

乙型肝炎已是大家都知道的传染病。一提起乙肝病毒表面抗原(HBsAg),不少人会产生某种恐惧,如果单位或家庭里有HBsAg阳性者,其他人也会有"不安全"感,其实,这是不必要的,乙型肝炎,主要通过血液和母婴的途径传播。如果带有乙肝病毒(HBV)的污染物,在接触破损的皮肤、黏膜或通过注射,进入人体后,可感染健康人,发生乙型肝炎或成为乙肝病毒携带者。一般认为,仅有HBsAg阳性,没有或很少有传染性。国外曾做动物实验,口服HBsAg阳性者的唾液,并不会发生乙肝。血液中检测到HBsAg、HBeAg抗HBc-IgM或HBV-DNA阳性,代表体内HBV正在复制,具有较大的传染性,尤其是转氨酶升高时,更应注意。核心抗体IgG(抗HBc-IgG)阳性,表明曾有过HBV感染,但病情处于稳定期,如出现表面抗体(抗HBs),则表明机体已对乙肝病毒产生免疫力。乙肝病毒指标的临床意义各不相同,应该结合具体情况,全面分析,综合判断。

国外已把乙型肝炎列为性传播疾病(STD)之一。资料表明:乙肝患者的唾液、汗液、精液、经血和阴道分泌物,都可检出HBsAg,因之,可通过性传播途径传播。据报道,乙肝患者配偶的感染率为38.1%,并且女性的感染率明显高于男性。

控制乙肝流行,必须做好预防工作,避免接触乙肝患者的血液和分泌物;患者用过的针筒、针头或其他用具,可用过氧乙酸、戊二醛、消毒灵处理,酒精是不能杀灭乙肝病毒的,并要养成饭前洗手的习惯,提倡分食制。

注射乙肝疫苗可以有效地保护健康人群,建议乙肝患者的配偶、密切接触者,特别是HBsAg阳性女性的婴儿,都注射乙肝疫苗,每次肌注乙肝疫苗10～20微克,首次注射后的第一、第六个月各注射一次,即可产生表面抗体(抗HBs)而免受乙肝病毒(HBV)的感染。乙肝疫苗与其他的药物配合使用,可以使部分乙肝患者的血清学标志(HBVM)转阴。

十二、肝病患者莫贪杯

近几年来,因过量或长期饮酒引起各种肝病逐渐增多。有位中老年患者,自诉近一年来出现腹胀、胁痛、中脘不适,体检可见两颊及鼻翼满布"红丝",巩膜略呈混浊,两手大小鱼际及指尖呈胭脂色,肝功能略呈异常。追询有三十余年饮酒史,拟诊为酒精性肝硬化。除予中西药物外,嘱其戒酒,但因积习难改,照饮不误,致使病情恶化,药石无效。

肝脏是人体主要代谢器官,酒精也在肝内分解。很多研究证明,肝脏对酒精的耐受有一定限度。比较容易记忆的说法认为每天只能饮用一两白酒或两斤啤酒或三两黄酒,如果超过这一限度,就会使肝脏发生病变。当然这要视不同个体和酒精浓度而言,还与饮酒时间长短有关。偶尔饮用少量含酒精的饮料,一般不会产生不良后果。

酒精引起的肝病与其他各种原因(如药物、病毒等)导致的肝病有相似之处,临床主要表现为消化道症状,如纳呆、脘胀、胁痛等,部分患者在相当时间内缺乏特殊症状,一旦发展成为肝硬化,就会出现黄疸和腹水。肝内脂质沉积是酒精性肝病的重要病理变化,称之为肝脂肪变或脂肪肝,血液化验可见胆红素和谷丙转氨酶轻度升高;絮状试验阳性;肝脏排泄功能(BSP 或 ICG 试验)减退,并伴有血脂(胆固醇或三酰甘油)增高,严重的血浆白蛋白降低,球蛋白升高,造成白、球蛋白比例倒置,这种情况表明已属严重的酒精性肝病或肝硬化。

酒精性肝病的治疗颇为棘手,不论脂肪肝和肝硬化都缺乏特效的方法。一般治疗包括某些保肝药、维生素类或有降低血脂作用的中西药物,但疗效并不满意。日本报道,小柴胡汤、茵陈五苓散对酒精性肝病有一定疗效。

有的肝病患者认为啤酒可以替代白酒或黄酒,其实不然,由于啤酒也含有少量酒精,如果长期饮用,同样可以引起肝脏损害或加重病情。

据最新报道,美国已经成功地应用酒精注射的新疗法治疗原发性小肝癌,可使肿瘤消失,代替手术疗法,这或许是酒精对肝病唯一有益的例子。

为了您的健康,请您口下留情,奉劝肝病患者,莫贪杯中之物。

十三、性激素引起的肝病

门诊接待一位女性患者,外院检查丙氨酸氨基转移酶(GPT)升高,诊断不明,服中西药均未见效。追问病史,数月来口服避孕药,疑诊为药物性肝炎,嘱停服避孕药并予保肝药治疗,一个月后肝功能复常。

各种性激素制剂引起的肝脏损害临床并不罕见。避孕药(甲地孕酮、炔诺酮、炔雌醇等)都在肝内降解,长期应用即可引起肝脏病变。临床多见为肝内胆汁郁积,患者出现黄疸,一般不伴低热、肝痛、恶心等病毒性肝炎的症状,但血清氨基转移酶和黄疸指数、胆红素升高,其发生率与药物的用量和机体敏感性有关。

治疗子宫内膜异位症的达那唑也会使氨基转移酶明显升高。避孕药物诱发的另一种肝病是肝脏良性肿瘤(肝腺瘤),一般发生在服药后 3~5 年。体积较大的肝腺瘤可引起上腹部疼痛且反复发作,偶尔可破裂出血,停药后,肿瘤逐步缩小甚至消失。曾有报道,雌激素可加速原发性肝癌的生长。

临床用于治疗男子性功能不全、血液病和其他疾病的雄激素(睾酮、申基睾丸素、丙酸睾酮等),亦能引起肝内胆汁郁积而发生黄疸和肝功能异常,并能诱发肝脏肿瘤,有时可造成肝实质出血,在肝内形成血肿。

由于口服避孕药在我国已普遍使用,故它对肝脏的不良反应会引起医师和服药者的重视。临床如果遇到原因不明的转氨酶升高或有黄疸的青年妇女,应询问服用避孕药的情况。长期服用避孕药的女性,最好定期检查肝功能,如发现异常,在排除病毒性肝炎或其他原因后,要考虑避孕药所致药物性肝炎的可能性。应立即停药,加服维生素及保肝药物,一般肝功能很快恢复正常。小剂量苯巴比妥可降低血清胆红素水平,使黄疸较快消失。如有明显的肝区疼痛或肝脏肿大,则需做 B 超检查以排除肝脏肿瘤。当然,慢性肝炎女性患者就不宜服用避孕药而改用其他合适的方法计划生育,否则可能加重原有的肝脏损害。凡是性激素制剂,必须掌握适应证,并在医师的指导下使用,必要时,应定期随访肝功能。

十四、谈肝脏病患者的进补

一般而言,肝病患者不宜强调进补,尤其是纳呆、腹胀、体胖以及肝功能明显异常者,更非所宜,否则会适得其反,于病不利。但若病久体虚,病情稳定时,可适当服用补益药物。

如宜进补的肝病患者,选用方药多以健脾、补肾、益气、养阴为主。常用中药有黄芪、党参、太子参、茯苓、白术、鳖甲、枸杞子、沙参、黄精、生地黄等。可根据病家的具体情况,如症状、舌苔、脉象,并参照肝功能拟方服用。由人参、生地、茯苓、天门冬、麦冬、枸杞根(地骨皮)及白蜜等组成的琼玉膏,基本具有上述各种功效。我国古代及日本学者认为此方可使人长寿,青春常驻,虽然有些言过其实,但经常服用,确实可收补益之效。

另外,"千补万补,不如食补",对肝脏病有益的食谱颇多,仅举几例:如金银花茶(金银花、甘草、乌糖)、翡翠苋菜(苋菜、干贝或蛤肉)、猪肝杞菜汤(猪肝、枸杞叶、鸡汁)、鲍鱼烩海参(鲍鱼、海参、香菇、豌豆荚);瓜果中之荔枝可强肝健胰,如乏力神疲或夜寐不安,可试服桂枝龙牡汤及酸枣仁汤。肝病食补必须以食欲、消化功能正常为前提,如有纳呆、腹胀、消化不良者,不宜尝试,以我之见"无福消受,不如不补"。

以上仅是个人管见,不知肝脏病家以为然否。

以"君臣佐使"的思维方式治疗慢性肝病

韩非子曰:"匠者,手巧也;医者,齐药也。""齐药"即是配方用药。中医之诊法,即望、闻、问、切自为根本,而遣方用药尤为重要,辨证不准导致施治不当,然言之凿凿但治法有误,安能药到病除。可见诊治二法缺一不可。上述浅见之理几乎无医不晓,然临证所见,不乏种种谬误之象。

中医处方用药当先熟知中药之"四性五味"(也有五性六味之说)、主治功能、用药剂量乃至炮制方法等,但我认为最重要的是药物君、臣、佐、使的调配。君、臣、佐、使犹如排兵布阵,何药为主,何药为辅,各司其职,协同作战,试想所有药物皆为"君",则令何药助之,而成"光杆司令"。当然有一味药而成一方者,如独参汤,但毕竟是少见或少用的个例。反之,如处方中无君药领军,则余药无所适从,亦难奏效,故君臣佐使合理组方,相对获效把握较大。

本文所述,并非处方中君臣佐使的具体方法和解说,而是提出临证实践中如何运用君臣佐使的思维方式来治疗慢性肝病的一些体会。主要说明三层意思,一是正确掌握和运用解决主要矛盾或关键的方法。二是辨明君臣佐使的角色定位与转换。三是树立综合治疗的观念。根据个人的经验这是治疗慢性肝病必须遵循的原则和取得疗效的保证。

慢性乙型肝炎是慢性肝病中最常见的病症,病因病机错综复杂,病情多变,治疗矛盾时时可见,故向来为医家难治之病证。但从中医基本病机分析,正虚、邪留乃其根本关键,而在不同时期可有主要表现,即是构成辨证分型的依据。因此,在治疗时,除了抓住扶正祛邪这条主线外,必须根据证型,也就是病证的主要矛盾,运用相应的治法。如湿热蕴结,当以清热化湿为主,肝郁脾虚则以疏肝健脾为主,肝肾阴虚宜用滋肝补肾之品为主,方能使病情得到控制、好转或逆转。以补肾法治疗慢性乙型肝炎为例,在慢性乙肝无明显湿热之象(肝炎活动期)的很长一段时间中,扶助正气,抑制病毒就是当务之急,故方中用补肾之巴戟天、淫羊藿、生地黄为君药,健脾之潞党参、炒白术为臣药,两者均能起扶正作用,虎杖根、叶下珠抑毒祛邪为佐药,而小青皮单入肝经,作为使药,这样既抓住了病证的主要矛盾,又利用其他药物配伍相辅相成,共奏良效。从中医角度分析,补肾方治疗慢性乙肝是有理论依据的。从现代医学角度分析,处于慢性乙肝免疫耐受期或病毒携带期的患者,主要机制是机体免疫功能缺损或低下,虽然体内存有乙肝病毒之邪,但抗病毒治疗往往不起作用,而经补肾法治疗后,不但症状和肝功能得到改善,部分患者的病毒复制水平有所下降,从另一方面评估,取得了"抗病毒"的效果。事实上,通过多项科学研究,补肾方之所以能够取得上述疗效,正是通过补肾→扶正→调节免疫→改善病情的途径发挥作用。这也从另一侧面说明中西医之间是可以有共识的。从这个问题延伸出去,又产生了新的思路,如果慢性乙肝处于活动期(免疫清除期)临床上表现的黄疸、转氨酶升高,病毒复制指标异常（$HBV-DNA>10^5 \log$）,中医分型多属湿热蕴结证,此时,祛邪自然成为主要矛盾,因此抗病毒是最关键的措施。具有抗病毒作用的药物理应成为"君药",中医论治应为清热解毒化湿如茵陈蒿汤、黄连解毒汤等。然长期的临床实践表明中药对于抑制乙肝病毒复制缺乏较理想的药物,往往难以快速抑制病情的发展。既然中药力道不足,何不加以西药之力,而代行"君药"之责。事实上,对于这一病期患者,在服用抗病毒西药(如恩替卡韦、替诺福韦)的基础上,再加服中药,缓解湿热之症,常常可收到证候及实验室指标"双改善"的效果,并为后续的治疗打下基础。这里除了西药成为"君"之外,仍然体现了"君臣佐使"的原则。事实证明,这种方案颇受病家欢迎。

在确立"君臣佐使"的思维方式之后,重点是要明确君臣佐使搭配中每个角色的作用和地位,中药的特性在于"一药治十病,同类不同效"。因此在遣方用药时必须掌握相应的知识并结合临床经验。补益药中的黄芪、党参、茯苓、白术、枸杞子、生地、鳖甲、肉苁蓉、淫羊藿;活血药中的丹参、当归、茜草、泽兰;疏肝药中的柴胡、郁金、香附、八月札等药物繁多,虽然性味相近,但其药效仍有差异,不可信手拈来便是。以益气健脾药为例,首选黄芪、党参二味,若作君药,我也有所选择,如果病家以气虚为主,则选黄芪,如脾虚较著,则用党参,一般情况下可两者各半,其效更佳。健脾药在慢性肝炎处方中,几乎必用,如茯苓、白术等,然当今之慢性肝病合并肥胖、糖尿病、高血脂者颇多,部分原发性肝癌亦常见脾虚症状,除党参之外,亦可随病而选,如合并糖尿病者可用淮山药,肝癌则改用生薏苡仁,因前者有降糖之效,后者有抑癌之功。补肾药最为常用,如大便正常或溏,可用淫羊藿,若大便欠畅,则可用肉苁蓉,一般二药共用效果更佳。再以活血药为例,临床上常用当归、丹参，二药也有区别，如为女性，肝功能正常，大便正常，贫血较显，月经失调者，可用当归；凡男性，肝功能异常，转氨酶升高，大便溏薄，血瘀较著，而出血倾向不重者，则用丹参。虽曰"丹参一味功同四物"，但临证体会其改善慢性肝功能指标（白/球蛋白、肝纤四项）不如当归，近代药理研究已有相关报道。犹如调兵遣将的用兵之道，重在出奇制胜，君臣佐使不同药味担当不同角色，主角配角明确分工，亦要有所选择，配角固然不能成为主角，但有时主角可以屈当配角，只要对病情有利不妨暂且"挪位"。佐、使二药虽不能成为方中主角，但应用得当可起锦上添花之作用。就像一台大戏，不能缺少跑龙套一样，不可忽视。当然有时一方难以区分主角配角，如几年前创拟的治疗慢性肝病亚临床肝性脑病的简方"清开颗粒"，经临床及实验研究表明，疗效确切，可降低血氨浓度，改善肝功能和脑电图，并且已经阐明了部分机制，仍在临床使用。此方仅有石菖蒲、败酱草、生大黄三味药组成，乃根据慢性肝性脑病之病因病机确定，"三箭齐发，直击要害"。上路石菖蒲开窍醒脑，中路败酱草祛除湿热，下路生大黄泄浊通腑，既能对症，亦可对因，而起釜底抽薪之妙。此方既可口服，又可灌肠。无奈方中之石菖蒲含有黄樟醚，称有致癌作用，而未获药政部门的批准，终未能开发成新药而填补肝病治疗空白之一。因此，本人多次建议中医药工作者除学好本专业知识外，最好能知晓中药的现代药理学进展，选方用药时更有利于辨证与辨病相结合，从而提高临床疗效。除此之外，中药复方中药物的相互作用至今尚未完全搞清，君臣佐使一锅煎熬，究竟发生何种变化，究竟如何发挥疗效，虽经多年研究但仍不甚明了，如果结合现代药理研究，至少可以有所发现，有所发明，这对于中医药的发展和走向世界也是一条可取的途径。

  慢肝治疗中，君臣佐使的思维方式的核心是综合治疗的观点。现代医学目前公认治疗慢性乙肝的四大关键是抗病毒、抗炎症、抗纤维化和调控免疫。而这是既相关，又不同的几个环节。慢肝治疗的目标就是要阻断疾病向严重的阶段演变，也就是防止肝硬化失代偿和原发性肝癌的发生。从中医角度而言，不希望演变成为臌胀或癥瘕之证。中西医防治慢性肝炎，克服和解决上述难题就是医者的共同目的和任务。在慢性肝炎的不同病期，治疗方案的重点有所不同，就是抓住解决问题的轻重缓急所在。当病情处于活动状态和免疫清除期，就好比是湿热蕴结证，抗病毒治疗不言而喻就是头等大事，也可以将其视作"君位"，其他保肝、抗纤、调控免疫就分别起到"臣、佐、使"的协同作用。一旦达到抑制病毒的目的，病情自然就会得到好转或控制。那种认为只要抑制病毒复制不必顾及其他的观念是片面的。我认为,如果接受了抗病毒治疗的患者,根据其肝功能情况,即可适时加用降酶或抗纤药物,不论是中药或西药,不会影响疗效,反能促进康复,而这也是通过临床实践得到的结论。随着慢肝进入静止期(免疫耐受期),患者的肝功能得到好转或复常,但患者病毒指标(HBV-DNA、HBeAg)仍阳性,单用抑毒方法往往难以收效,此时主要矛盾转为调整机体异常的免疫状态。换句话,调免干预就上升为"君位"。中医通过益气、养阴、扶阳、健脾、补肾等法常可改善或调整患者机体的免疫功能,从而进一步使慢肝得到控制。虽然此时病毒不再肆虐,但祛邪仍为治法之一。不在"君位"的其他治疗如活血化瘀、疏肝理气则应起"佐、使"的相应作用。对于慢性肝炎已经发展到早期肝硬化的阶段必须引起重视,阻断其演变成肝硬化是首当其冲,幸喜中医药在阻断和逆转慢性肝纤维化方面具有明确的优势和疗效,因此,抗纤治疗在这段时间内占据"君位"。现今扶正、化瘀是抗纤大法已成共识,复方鳖甲软肝片和扶正化瘀胶囊在临床普遍使用,有望走向世界,曙光医院肝科研发的抗纤复方九味柔肝颗粒也有较好的抗纤效果。除乙肝病毒仍处于复制状态的患者外,保肝、调免、祛毒等仍有必要,但都处于"臣、佐、使"的地位,这种角色转换是治病的需要,也是具体应用时必须掌握的方法。中医一贯强调整体观念,现代医学也十分注重综合治疗,抗毒、抗纤、调免、保肝等干预措施,在慢性乙肝不同的时间、不同的地位起着不同的作用,围绕同一个目标协同作战。中医"君、臣、佐、使"的思维方式,很好地反映和体现了综合治疗的观念和方法。经过不断的临床实践,一定能取得满意的效果。

  对于慢性乙肝这种十分复杂和难治的"特种"传染病,需要运用科学合理和有效的思维和方法去解决和克服目前还没有化解的许多问题。应用"君、臣、佐、使"的思维方式治疗慢性肝病,这是辨证论治、整体观念和中西结合等逻辑方法的发散和借鉴,更是中医治肝病另一条主线——"治未病"理念的体现。在这一领域内还有许多值得探索的课题和途径,本文所提出的想法和做法仅仅是有限的经验和个人的观点,但相信至少对于慢性肝病的治疗是一点创新和进步,愿供同道临证之时揣摩一试。

从民族医药中寻找防治肝炎的突破口

许多慢性肝病,尤其是慢性病毒性肝炎(乙型、丙型)、肝硬化和原发性肝细胞癌等,迄今仍是危害人类健康但又尚未找到根治方法的难治性疾病。现代医学和中医学为之奋斗了数十年,尽管在某些方面取得了成效,但事实上没有突破性进展。据 2016 年的报告,我国人群中 HBsAg 阳性率为 5.49%,已经不属于乙肝的高发国家,但是客观分析,这主要得益于乙肝疫苗的普遍接种,或者说是预防医学的成绩,而并非治愈了原有的慢性乙肝患者。我国仍有 3 000 万的慢乙肝和 1 000 万的慢丙肝患者需要治疗;重度和难治性肝炎和肝硬化以及肝癌的病例数不断增多;非感染性肝病,包括脂肪性肝病、免疫性肝病、药物性肝病等发病率也在上升;安全、特效的药物和手段缺乏;社会人群、患者、专业医务人员对肝病的认知存在误区……上述原因都造成慢性肝病防治工作的困难和进展缓慢,加之全球对肝病防治的目标和要求不断提升,使得这一领域的任务变得更为紧迫。

WHO 和 AASLD、EASL、APPSL 等肝病权威机构已经提出了"到 2030 年消除全球威胁人类公共卫生和健康的疾病(包括慢性病毒性乙肝和丙肝)"的目标,当然令人鼓舞,但也不免令人担心。当前和今后,我们面临的难题仍然十分棘手。包括:① 如何寻求高效和持久的抑制和清除 HBV 的药物;② 如何确立合理的治疗方案;③ 如何阻断和逆转肝纤维化;④ 如何降低原发性肝癌的发生率;⑤ 如何实现全国(或全球)对病毒性肝炎的协调控制;⑥ 如何发挥和提高传统医学在防治慢性肝病中的作用和地位。就目前的实况而言,依然没有确切的结论。

中医药治疗慢性肝病的疗效和优势已经有了充分的证据,至今也积累了许多经验,并且正在规范化、标准化、国际化的道路上不断前进。但平心而论,能够站上公知、公认和公用平台的药剂和方法还是很少,尤其是在抗病毒制剂方面,至今在临床应用的还是叶下珠、苦参片等及其相应的提取物,根本不能满足临床的需求。反之，近几年来研发抗乙肝、丙肝的西药成为现代医学的热点。除了治疗丙肝的小分子药物外，抗乙肝病毒药物的名单中增添了不少的成员。除了现有的七种制剂外，TAF已经在北美、欧洲和日本用于临床，不但疗效好、剂量小、无耐药且安全性优于现用制剂；其他在研发中的药物如：淋巴毒素β受体激活剂、特异性干扰HBV核定位信号、抑制cccDNA扩增、Toll-7细胞受体激活剂，阻断HBV进入肝细胞、DC细胞诱导剂，新的核苷类似物如REP2139-Mg/2165-Mg、CMX157等，虽然目前尚未在临床应用，但若成功用于临床，无疑能明显提高CHB的疗效。

面对慢肝防治现状，如何寻找新的出路和突破是从事肝病治疗工作者的共同任务。当然深入开展中医药防治慢肝的临床和研究仍是首要任务。但由于西医、中医都没有解决慢肝的防治难题，我们的目光和希望自然就转到了民族医药领域。事实上，民族医药在我国尤其是中、西部地区的卫生和保健事业中一直发挥着重要的作用。至今不少民族药用于治疗包括肝病在内的诸多疾病。如已发表的民族药成方制剂，罗列了藏、傣、苗、蒙、维、彝的39种治疗肝炎、肝硬化和肝癌的成药，其中有不少都已列入国家用药目录和药典。比较熟悉的有：珠子肝泰（傣）（珠子草、青叶胆、黄芩、甘草）、清肝二十七味丸（蒙）、二十五味松石丸（藏）等都有正式发表的临床报道。其中出现频次较多的民族药物有：松石、栀子根、绿绒蒿、红花、土茯苓、土大黄、冷水花、诃子、茵陈、牛黄、熊胆、麝香、丁香、獐牙菜、波凌瓜子、榜嘎等。从个人临床经验而言，推荐治疗慢性乙肝的叶下珠制剂（珠子肝泰）和治疗慢丙肝的蒙药（松栀丸），前者对于低滴度HBsAg和HBV-DNA阳性的慢性乙肝有一定的疗效，可用于治疗非活动HBV携带者和停用抗病毒药的CHB，但疗程较长，一般要6～12个月，基本上无不良反应，也可与汤剂同用。松栀丸是湖南肝病研究所所长的家传秘方，由栀子根、穿破石、茯苓、岗梅、丹参、地骨皮、太子参、砂仁组成。经过临床研究，其抑制HCV-RNA的疗效约为31.7%，并能适当改善肝功能，主要用于治疗不宜用标准方案（干扰素＋利巴韦林）的慢丙肝患者，并于2008年取得SFDA批准书，成为国内第一个主治慢性丙肝的中成药。惜乎客观原因，此药尚未能在临床推广使用。除内服法外，民族医药中还有许多非药物疗法治疗肝病，如外敷、熏洗、药浴、刺灸等，但其疗效缺乏可靠的统计数据。上面的例子给了我们启发：可否从民族医药的宝库中寻找到防治肝病的有效药物，为肝病防治添加新的武器，从而提升慢性肝病的疗效。

从有限的资料分析,目前我国民族医药的现况并不十分乐观,主要存在几个比较明显的问题。

(1) 散

有关民族医药的资料,无论专著、期刊或者学术活动基本上处于分散和局限的状态,缺乏有组织、有计划、有水平的规划和平台,特别是关于民族医学的继承、教育和科研,更加薄弱。各自为战,互不沟通。因此,其学术水平和临床疗效也难以提高。

(2) 薄

从事民族医学的医疗队伍,无论从数量上还是质量上都还不够壮大,大师级人物很少,领军人物不多,人才匮乏和断层是一个客观的事实。除了医疗工作、科研工作相对落后,基础和临床研究水平亟待提升。从《民族医药杂志》发表的部分论文质量可以佐证。民族医学的教育,尤其是高层次教育与中医学更加欠缺,从而影响了民族医药的队伍建设。除了软件外,民族医药医疗、教学、科研机构的硬件肯定不足,无疑限制了其本身发展。

(3) 闭

由于历史原因和客观条件,民族医药相对处于比较闭塞的状态。在活动地域、技术交流、科技合作等方面多各自为政,只注重疗效,不明其机理;新思路、新方法相对缺乏。从民族医药的角度分析,不少成药的组方相似,而且对某些药物的毒性研究很少,如千里光、白英、黄药子、木鳖子、绿绒蒿、土茯苓、马兜铃等,有可能导致临床应用中产生不良反应。一般而言,民族医药特别是药味多的成药,消化道反应较为常见,患者不易耐受。因此民族医药的制剂或剂型急需改进,才能扩大临床应用。

(4) 慢

由于上述几个原因的综合影响使民族医药的发展相对缓慢,在我国总体卫生保健体系中难以发挥更大的服务功能,本身学术水平的提高也受到限制,基本缺乏突破的能力。反之,由于学科发展缓慢又使上述几方面的问题难以顺利解决。因此,如何加快民族医药全方位发展步伐是振兴民族医学的基础和前提。

毫无疑问,作为中国传统医学重要组成部分的民族医药肯定蕴藏着尚未发现的宝贝。振兴中医药当然包括振兴民族医药。试从民族医药学会肝病分会的角度,提出几条不成熟的建议。

一、大力宣扬民族医药

普及民族医药知识,提高民族医药的认知度。这项工作首先要从广大的中医和中西医工作者中做起,鼓励学习一些民族医药的基础理论和防治肝病的药物和技能。从实践中感知民族医药的价值。民族医药的资料十分丰富,但分散各处。因此,有关文献的抢救和整理是一项迫不及待的任务。现有的各分会应该积极和广泛收集本专业的经典资料,尤其是散在民间的秘方或者治法,并且应用相关技术将之系统化、科学化,逐步建成各民族医药学的文献库。

二、提升民族医药防治肝病的临床水平

除民族医药医疗机构外,鼓励和支持有条件的中医机构开设民族医学肝病专科或专病门诊。注意总结经验、开展临床研究,逐步走出纯经验医学的圈子,寻找和取得更多、更高级别的证据,逐步制定各种肝病(慢性肝炎、肝硬化、原发性肝癌、脂肪肝)的诊疗常规或临床途径。但要遵守实事求是、成熟一个落实一个的原则,不要片面追求数量,避免纸上谈兵。通过临床实践培养更多学科带头人和一支高水平的民族医学中青年人才队伍。

三、加强学术组织的交流

首先,中医和民族医学加强交流,互相学习。因为两者之间原有不少共同的语言,从理论上和方法上可以相互借鉴。以疗效为中心,探求更佳的治疗方案。可以通过办培训班、编写专著或学术会议,不断提高双方的学术水平。分会的活动必须以民族医药为主,要充分相信和依靠民族医药专业人员,尽可能发挥他们的积极性。学术交流可以通过不同层面和途径进行,包括民族医药分会内部、民族医药各分会之间以及民族医药与中医药相关专业委员会之间,有利于增加信息量和相互启发,共同提高。

四、有计划开展科研协作

对民族医药现有治疗多种慢性肝病的有效制剂进行回顾性总结和分析,根据实际情况和专家论证确立几种制剂,组织若干志同道合的中医医疗机构进行临床试验或推广使用(如松栀丸、叶下珠等),进一步验证其疗效,筛选出若干味在

保肝、退黄、降酶、抑制肝炎病毒、抗肝纤维化和抑制肝脏肿瘤的有效单味药或复方。在有效的前提下，进行药理机理研究。鼓励和组织联合申报重点科研项目，研发新的民族药。同时，积极进行制剂和剂型改革，进一步提高制剂的质量。如果每一种民族医学能够开发出一种有效安全的治疗肝病的新药，经过不断努力，就有可能找到防治慢性肝病的途径和突破口。

五、加强组织领导，促进民族医药的良性发展

中国民族医药学会的成立，对于我国传统医学是一件关系到百年大计的大事，各专业分会的成立也会对促进相关领域的发展产生积极影响。从客观来说，各级民族医药学会要明确目标、做好顶层设计、制定周全和可行的方案、脚踏实地地开展工作。加强临床、提高疗效，开展科研、提高水平；抓好教学、培育人才都是基础工作。各级分会的目标任务，人员的组成，工作重点都必须以民族医药为主，不能搞成中医和民族医药"两块牌子、一套班子"或"张冠李戴"的形式，要由民族医药专家当家作主。中医和中西医结合工作者要甘当绿叶，当好配角，谦虚好学、互相协作。

峰回几度路未转，另向别处觅蹊径。民族医药是中国传统医学的重要组成部分。我们相信民族医药中一定蕴藏着防治慢性肝病的良药和方法。我们希望，中医、中西医结合和民族医药工作者共同努力、持之以恒，有所创新、有所突破，早日实现全球防治肝病的新目标。

中医外治法治疗肝病是一个很有前途的领域
——为《实用肝病外治实践研究》作序

众所周知,我国是慢性肝病大国,尤其是病毒性肝炎、免疫性肝病、药物性肝病、代谢性肝病如脂肪性肝病等,对人们的健康和社会的发展构成严重危害,防治形势依然十分严峻。

近十几年来,我国在防治乙型肝炎领域取得了瞩目的进展。控制和治愈病毒性肝炎已成为全球性的战略目标,是目前和今后若干年内我国乃至全球共同关注的涉及人类健康和社会环境的重大问题,但是,迄今病毒性肝炎(乙、丙肝)的防治仍有不少难点。

随着社会、经济、行为方式的不断变化,脂肪性肝病目前已取代病毒性肝炎成为全球第一大肝病,是二十一世纪肝病领域面临的新挑战。可以说,和病毒性肝炎一样,非酒精性脂肪性肝病已成为严重威胁人类健康的全球性问题。

其实,多种原因导致的肝病同样缺乏可靠的有效手段。临床实践已经证实,对于慢性肝病的治疗,单纯的西医手段并不能取得让人满意的疗效。为提高慢性肝病的临床疗效,我们应在充分运用现代医学手段的同时,遵循中医辨证论治和现代医学进展相结合的原则,充分发挥中医药防治慢性肝病的特色与优势,从而提高防治水准。在过去的实践中,中医药治疗肝病的一法为主、多法联用的中西医结合方法已取得较好的疗效,这其中包括中医外治法。此外,随着医源性和药源性疾病特别是药物性肝病日益增多,人们已经注意到口服药物存在的弊端,因此,中医外治法自然越来越受到医者和患者的青睐。

中医外治法作为中医学治疗体系的组成部分,是具有悠久历史和丰富实践经验的方法,在过去、现在都发挥了十分重要的作用。

池晓玲教授是一位注重实践和极富创新精神的中医工作者,她在长期的临床实践中总结了肝病多维立体系列疗法的诊疗思想,中医外治法正是该疗法体系中的一部分。池晓玲教授秉承着"继承不泥古,创新不离宗"的精神,"取其精华，去其糟粕"，发扬中医外治法的特点及优点，结合自然科学和科技的新知识、新成就不断丰富肝病中医外治法的理论和实践，筛选了大量中医外治经验效方，在继承传统方药和方法的同时不断地创新并进一步丰富和完善其内涵及技术含量，取得了可贵的成绩。《实用肝病外治实践研究》正是池晓玲教授多年以来一直在肝病临床实践中应用中医外治法的最真实的写照。书中涉及中医外治的概况，常见中医外治法 30 余种，常见肝病病症及疾病的中医外治法 20 余种，其中不乏临床用之有效之良法。

中医外治法虽具有数千年的历史，但从古今有关文献来看，其发展仍是某一疗法的纵向发展，而横向的系统研究尚不全面，如何进行科学、规范的分类，尚无统一标准，这种现状也限制了中医外治法的临床广泛应用。因此，有必要对中医外治法整个疗法体系进行系统综合分析，组织有关学科的专家进行充分地研究和论证，以制定出国内外可推广的分类方法，并制定相应的标准，这样才有利于中医学术研究和系统的推广应用。池晓玲教授对中医外治法的思考以及近 30 年肝病临床诊疗中的中医外治实践经验，为解决中医外治法学科建设、学术研究及临床应用等问题提供了可资借鉴的经验。本人读余细品此书，收获匪浅，更不吝荐于同道，并望在实践中不断去芜存菁，总结经验，有所发现，促进中医外治法向更高的水平发展。

近贤章太炎先生早就说过："下问铃串，不贵儒医。"池晓玲教授佳作《实用肝病外治实践研究》，便是对章公垂训最好的诠释。谨志数语，是以为序。

我的学术风格

本人从事中西医结合工作五十年,在学习和实践中,不断加深了对中医药的认识和感情,但是始终认为和中医大家有很大的距离,所以从不在任何场合提"王××的学术思想"。这绝非谦虚,乃是事实。但是这是我自己追求的目标,在学术交流或学术著作中只讲个人的学术观点和临床经验,尽量还是用学术风格来表达自己的学术特点和内容比较贴切。虽然医学与文学有所差别,其道理和内涵都有相通之处。

我初步把个人的学术风格归纳为"好学补拙,善思出新,以肝为机,以肾为本,谨遵王道,唯效是金,守中知西,笃志而体"。

一、好学补拙,善思出新

由于自己出身西医,没有受过系统和正规的中医教育,也没有跟随很多名老中医临证,致使在"先天"上存在不足。在调到曙光医院之后,才刚刚开始学习中医。在实际工作中,通过博览群书,集思广益,借鉴学习,实践验证的途径,逐步增长和积累了中医基础和临床知识。其中很重要的一样功夫是读书。我认为古今中外的书文皆可助我成良医。中医的书籍浩似烟海,历来要求的经典著作必定要读,并尽可能地理解和记忆。但是,随着时代和技术的发展,中医的诊治理论、方法也在不断地丰富和发展。金元四大家和温病学的发展史是很好的例证。各种学派的先后出现表明了中医学也要不断发展。新安学派、岭南学派,以及历史较短的海派中医都代表了中医的特色和发展步伐。除此之外,我在学习中医著作方面特别关注两点,一是名不见经传,称不上名著的文献资料。不少冷僻的著作,字数不多,但都藏有宝贵的经验,有的具有独特的疗效,如至今我在临床上常用的"调经方"就是一例,偶阅小书所载"益母草、留行子、制香附、鸡血藤、大川芎,治妇人经少、经闭奇效",遂于验方中加入路路通,制成调经方,治慢性肝病女性患者之月经失调确属效果良好。像上述看似平常但有良效的中药方剂并非罕见,惜乎现人未加挖掘;二是喜欢读些异类或别论的著作。在不少著作中,有作者自己的见解,包括对历来医家的评析,哪怕是"大家"或"名家",通过学习,可以开阔眼界和思路,如《医门棒喝》《医贯》之类。对于后学者能够提供反面教材,也是提高中医水平的一种方法。由于临床工作的需要,自然要接触现代医学的内容,所以平时一直不敢放松跟上本专业现代医学的进展,知道目前现代医学在做什么,到了何种水平,有什么新的思路和方法,这样对于中医本身的提高很有帮助。我一直告诉同道和学生,对于现代医学的知识"你可以不用,但不能不懂"。这样才能做到裘沛然教授所要求的"精中通西"。中西医有时也像中医学所说的"阴阳",互相包容或转化,最后达到有机的平衡。当然,在这个过程中仍要坚持"以中为主,西为中用"的原则,我以为这也是"包容、沟通、合作、共享"正确思想的体现。

要不断提高中医学术水平,光靠读书是不够的,"他山之石,可以攻玉",但如何"攻"法却大有学问。科学史已经证明,社会和科技的发展主要依靠创新,有创新才能有进步,决不能靠仿造和重复。这中间我认为要处理好几个关系,即怀疑与想象,灵感与实践和创新与出新。有人说怀疑一切和敢于想象是创新的原始动力,此话有一定道理。

有些过去认为是"胡思乱想"的事情都成了现实,但在中医领域要做到相当困难。几千年的理论不能轻易触碰,更难以动摇,在这方面过去有过不少的教训。但是为了中医学的未来,还是应该在这方面进行努力的探索,哪怕失败也有好处。当然,这并不是鼓励大家毫无依据的瞎说乱想,而是希望在更深层次和更高水平上的研究。中医对世界人类的贡献绝不只是青蒿素和针灸,而是应该更多、更多。

谈到创新,"灵感"是说不清、看不见、摸不着,但是很有意思的一个元素。其实现今中医药学要研究的问题很多,可以说是俯拾皆是,无论是基础理论或是临床技能,存在许多需要解决的问题。常见病、多发病、疑难病、罕见病等都有可以研究的题目,包括各种慢性肝病的防治如何找到切入口和突破口,除了要掌握有关的专业知识和学科进展动态之外,"灵感"也是一个触发点。中医"肝开窍于目"的说法由来已久,临床上也证明肝病可以影响视力和视觉,滋补肝肾对某些眼病确有效果,那么,其中的本质又是什么呢?过去的研究并未清楚地解释明白,所以这就是值得研究的一个课题,可惜我的研究生中没有对此感兴趣的。十多年前,看到肝病合并神经系统的病变,即所谓"肝性脑病",就想到能否用较简单、有效的方法或方剂治疗这种疾病,于是研制了"清开方",药用三味,疗效肯定,不能不说是灵感起了一定的作用。当然,任何灵感也需要经过实践的验证才能做出正确的选择和判断。

现在各行各业都强调创新,但毕竟创新不是一件容易的事情,要经得起实践和时间的检验,这中间也有一个积累渐进和从量变到质变的过程。所以,我认为不能因为强调创新而否定了其他的进步或改革。事实上,我认为很多的成果归功于出新,如电子商品的升级换代严格而言不算是创新,而是出新。中医学各种新的假说和方法多数也属于革新或出新之类,但这也是重要的方面。有了更多的出新,就有可能创新。例如我们的补肾法为主治疗慢性乙肝,开始是一个革新的试探,但是进而形成补肾健脾法治疗肝病,疗效有所提高,这就是"创新"。近年来,我在临床更多应用"肝八味"变方治疗慢性肝病也是一个实例。把这些经验积累起来,经过研究和实践,就有可能产生中医防治慢性肝病的创新。所以,不要好高骛远,而要脚踏实地,不论大事小事,把每一件事都做细、做好,就是在创新的路上前进了一步。从确立肝病从肾论治——补肾法为主治疗慢肝的方向起始,实际上也经历了几次的变动,从最初的四张方子改成两张,最后总结出"补肾方",再从治疗慢性乙肝到治疗脂肪肝、肝纤维化、肝硬化,不断地实践、研究和总结,但自始至终坚持"三不变"原则,即中医理论、立法和主方不变,这既是"以中为体、以中为用"指导思想的体现,也是创新的途径之一。

二、以肝为机,以肾为本

众所周知,慢性肝病的特点是病因多元、病位多处、病机复杂、病证兼见、病变多样,辨治最难。但无论何种肝病,肝脏均首当其冲,虽然涉及胆、胃、肾、脾及三焦诸脏腑,病机也包含阴阳、气血、脏腑、经络之功能失调,但从疾病的发生发展而言,"肝"的失常是疾病的基础。"机者,指发动与关键之意",因此肝病的防治必须牢牢掌握"肝机",洞察和处理疾病的演变,才能正确进行辨证和施治。临证所见各种肝病的证候,不论是肝胃不和、肝胆湿热、肝郁脾虚、肝肾不足等证型都离不开"肝"。从生理和病理角度分析,"肝"既包括了中医的肝脏,也指人体内解剖学的肝脏。因此,诊治是也必须随"机"而变。肝肾同源是中医的基本理论之一,我查证了西医的肝和肾,两者在起源上似乎并没有生物学上的联系,而更多的是在中医理论中阐述。但不论是理论或是临床经验,肝肾之间确有千丝万缕的关系,如"久病及肾""肝肾亏虚"等病证在肝病时极为常见,而健脾补肾、滋肾养肝等治法也常应用,这其中其实也包含了中医五行相生的内容。人体疾病的传变具有一定的规律,"肝传脾,脾传肾"之说早就见诸《难经》之中。因此,我经常指出:"见肝之病,当先实脾;见脾之病,理当固肾"。事实上,补肾法为主治疗肝炎的原意即出于此。现代医学对免疫机制在肝病中的作用越来越受到重视,比如慢性乙肝,要想根治乙肝,关键在于调整机体的免疫状态或功能,而抗病毒仅是在开始和巩固阶段的治疗措施,这点已成为共识。为什么干扰素治疗慢性乙肝的作用和地位至今仍受重视,其免疫调控作用是一个重要的原因。迄今认为中医之"肾"与机体的免疫功能有密切关联。肾脏得病或诸多补肾药物对免疫功能都有明显的影响,而且这种影响是通过复杂的神经—内分泌—免疫网络的途径而呈现的,而还有相当多的问题没有得到明确的答案。湖北中医药大学的研究团队做了很多工作,认为"肾生髓,髓生肝"是肾与肝之间相互作用的物质基础,也部分阐明了补肾法治疗慢性肝病的疗效机制。所以无论如何,在肝病的治疗中,肾是不可或缺的要素。可惜的是在 40 年中,我没有更加深入的研究补肾法治疗慢性肝炎的机制,也没有研制成功新药,这是一个很大的遗憾,可能要留给我的学生或同道们去实现了。因为只有这样,才能使中医肝病的疗效进一步提高,并且最后能够在中医的基础理论——肝肾同源方面有所突破。

目前,补肾法为主已经应用于治疗慢性乙肝之外的多种肝脏疾病,如非酒精性脂肪肝、肝纤维化、肝硬化、免疫性肝炎以及原发性肝癌等。实际上,这也属于"异病同治"的一种方法。因为在上述疾病中都存在免疫功能的失衡,都存在肝肾病变的证候,所以补肾法也同样能够加以治疗并取得效果。在这方面我们科室也做了很多的相关研究,发表了多篇论著,并获得了多项科技成果。

三、谨遵王道,效为准绳

何谓"王道",王道即指人类社会任何活动均应遵守的正确规律,包括政治、军事、文化、医学,乃至个人的各种言行和所作所为。历史已经证明了"循王道者昌,逆王道者亡"的客观真理。中医药领域中,我遵循的王道,概括而言,即是"病证结合、坚持中庸、达衡为贵",具体处方原则是力求做到中庸、平和、知变、有序。至于病证结合已见诸以往和当今不少的论著和报道,这是无须争议的普遍规律。不过有关辨证与辨病的不同意见至今仍争论不休,我认为这是个"伪命题"。"病"与"证"本来就是密不可分的两个方面,没有病何来证,没有证则难断病,所以关键在于如何正确辨证与识病。缺乏(或不显)证候,但实验室指标异常(生化学、病毒学、免疫学、影像学等)的算不算是"病"？答案应该是肯定的。相反，实验室指标基本正常，但有许多证候的是不是"病"，我认为也是病，至少，求治对象的心理情绪不够正常。所以，我的观点是："病是证之源，证是病之形，有证当辨证，无证需辨病，病变证亦变，证变病亦移，病证应相参，施治当循证"。

　　诊断明确之后，自然就是处方用药。经方、时方、秘方等一直沿用至今，各有各的疗效，如何评价，如何选用也是一种学问和风格。我的原则是把握中庸，"中"者是指正常，"庸"者是指"准确"，并非字面或片面的解释为折中或调和。显而易见，做到中庸即是达到了正常和准确的要求。以中医的根本治法之"补"与"攻"作为例子，清·陈士铎曰："补正祛邪，王道也，单祛邪不补正，霸道也。补正多于祛邪王道之纯也；祛邪多于补正，霸道之谲也。补正不敢祛邪，学王道误者也；祛邪又敢于泻正，学霸道之忍者。"由此可见，中庸的目标是要追求正常和准确，二十一世纪，现代医学提倡的"精准医学"是一种新的理念，其基础是生物分子、基因、强调个体化，而从中医学的基本理论分析，且不言天人合一，即使整体观念和辨证论治似乎与西医的精准医学的概念或内涵缺少内在的联系，至少在相当长的时间内还不能与西医有共同的语言。但是，精准医学的理念与上述的"中庸"之道还是有共同之处，那就是正确和正常。在处方时，我的风格是"统筹兼顾，守常知变"。当然，主证、主病、主要矛盾和主攻目标是要首先和重点考虑的，不能搞面面俱到，更要避免本末倒置，所以一般开的药物多数在12～16味，依据病情随证变更。如补肾方中巴戟天、菟丝子、干地黄、枸杞子、炒白术、紫丹参、虎杖根、小青皮，临证用药必须兼顾病证、病情、病种、实验室指标和个体差异等因素进行全面评估。由于慢性肝病多有兼病或兼证，如慢性乙肝合并脂肪肝、免疫性肝炎、糖尿病、肾炎等，多为标本俱病和本虚标实，所以要全面考虑，合理处方。常说"效不更方"，我则知常而变。任何病证的发生、发展中，"动"是绝对的，"静"是相对的，有的医家尤喜"守方"，一张处方吃了数月，有时甚至找不到原方，既不合理，亦无良效。因为患者的症候和病情一定有变化，不可能一直维持原状，所以必须细加分析，变更治方用药，才能确保疗效。在二十世纪七十年代，我已提出"肝-胆-胃综合征"的说法，发表在新民晚报，并且强调治肝必须兼顾胆胃，有时处方中加入和胃利胆之品，往往可使疗效更佳，患者容易接受。又扶正祛邪是治疗慢性肝病的主线之一，临床实践中必须加以遵守。其实，这也符合王道。近几年来，尝试应用变方治疗各种肝病，个人认为比较可取。在回顾和总结有关慢性肝病的病因、病机、证型和治法治方的基础上，结合自己的经验应用"肝八味"变方,治疗慢肝、肝硬化、脂肪肝、自免肝和肝癌等,对于改善症状、肝功能以及相关指标等方面都有一定的效果。"肝八味"汇总了肝病时湿邪、痰浊、肝郁、气滞、脾肾虚损、血瘀络阻等病机,结合目前全国推广的慢性肝炎辨证分型和治法治方的资料而拟定的处方,组方为炙黄芪(上党参)、全当归(紫丹参)、仙灵脾(肉苁蓉)、生地黄(熟地黄)、炒白术、枸杞子、炙鳖甲、生牡蛎,除湿热蕴结型肝病少用外,可用于其他各型肝炎(病),临证所遇湿热较重加虎杖、川连;脾虚较盛加茯苓、陈皮;肝郁较盛加柴胡、郁金;血瘀较盛加元虫、茜草,如为肝硬化可加用夏枯草、仙鹤草;脂肪肝加葛根、姜黄、泽泻、决明子;免疫性肝炎加白花蛇舌草、蛇六谷;肝癌加白花蛇舌草、蛇莓等。肝八味变方的特点为:① 没有严格明确和固定的"君臣佐使"排序,某味药都在不同的病证中起主要作用,随病随证决定用量,体现了"立体作战"的意图,药物各有所指,而非点到为止。② 根据不同病因的肝病加减用药。如化湿、降脂、解毒、活血、抑瘤、散结等,更可体现病证结合灵活机动。③ 药味和剂量应用既有一定规则,又能随机变动,力求做到"常中有变,变中有常,以变应变,变中求效"。④ 立方既符合中医理论,又符合治肝实用,便于学者掌握和临床推广,多数学生能够接受。肝八味变方看似简单,但也是临床经验的总结,是个人认为比较满意的经验方之一,在肝病治疗中可能发挥更大的作用。今后可以开展相关的药理、药效和基础研究,进一步为"肝八味"提供理论依据。

反观当今治肝的治法、方药俯拾皆是,中成药数量之多远超前代,但平心而论疗效佼佼者并不多见。无论组方的中医理论如何合理,实验研究如何先进,但关键在于临床疗效,按照"实践是检验真理的唯一标准"的原则,中医药的最佳判断标准应是疗效,这也是中医的"命根子"。青蒿素之所以被国际所公认,在于它的抗疟效果,随着疾病的变异,它的疗效也不如之前,所以要进行改进而提高疗效,这就是它的生命力。我之所以"不标思想、不称大师、不立门户"就是因为觉得自己还没有达到那种水平,还不够资格。在总结自己的经验方时,我自认为只有"二张半",即补肾方、清开方和肝八味(半张)。不论对己对人,我的原则和做法是坚持疗效是检验中医理论方法正误的金标准,治而不效,不言理论,不谈经验。如果医者都同意这种观点,那么关于经方、时方、秘方、大方……各种治法、治方的评价和争论就能够更加客观,或逐步形成相对的共识。自古以来,经验的总结应该包括他人和自己两个方面。我坚持相信证据,也要相信自己,无论是中医中药或是西医西药都要经过自己的验证,掌握第一手资料,形成自己的看法,既不要盲目轻信,也不要轻易否定,这样既有利于患者疾病的康复,也有利于提高自己的学术水平。

四、守中知西,笃志而体

数十年的中西医结合经历,总结出两句话,即中西医学各有所长、各有所短,智者善于取长补短,愚者囿于固执己见。事实上,无论中医、西医都已经认识和同意上面的观点,只是在具体路途和某些领域方面存在不同的看法,这是很正常的事情。从古至今,历来主张"君子和而不同",关键在于如何更好地实施中西结合,真正实现医学的突破和飞跃。以肝病为例,现代医学所用的抗病毒药(核苷类、干扰素、小分子药 DAA 等)的疗效明显优于中医中药,这是不争的事实,在治疗乙型肝炎时,又何必舍近求远,弃简就繁。但是抗病毒药的短处正好为中医治疗病毒性肝炎提供了空间,因为在抗肝纤维化、调控免疫,以及改善生活质量等方面中医药具有明显的优势,因此在临床上广泛应用,达到了事半功倍的效果。在接受我诊疗的慢性肝病患者中,绝大多数患者都采用和接受"1+1"方案的治疗,即一种抗病毒西药和一剂中药。统计数据表明,这种方案的远期疗效优于单用西药或中药的治疗。中西医结合治疗肝病的优越性在原发性肝癌的防治中也得到了证实。不少手术或化疗后的患者或晚期肝癌不能手术治疗者,是中医治疗的适宜对象。近年来,肝癌发病率似有增高的趋势,很多术后患者都找中医寻求远期疗效。我们专科和本人,肝癌患者的比例较 5~10 年前有明显增多,几乎占到 25% 左右。对于肝癌患者,我的治疗原则是尽可能手术切除,根据情况,术后给予小剂量的化疗和免疫制剂(胸腺素或干扰素),同时服用中药以防止肿瘤的复发或转移,并且改善原有慢性肝病的程度。患者和服药治疗期间,可以接受西医的任何检查和治疗,因为与中医治疗并无矛盾,可以说是有利无弊的事情。在这些患者中,有不少带瘤生存或康复者,至今存活 5~10 年以上的病例也不在少数。除此之外,其他肝病通过中西医结合治疗同样取得了较好的疗效。因此,个人认为,中西医结合是防治慢性肝病有效和优化的途径。当然,还需要不断的研究和总结。

作为中医工作者,理应遵循"以中为本,西为中用"的原则,更需要不断创新和发展。中医应该学习和掌握现代医学关于慢性肝病从基础到临床、药物等方面的新知识和新进展,并从中得到启发,为发展中医服务。如肝性脑病是慢性肝病发展到晚期和严重阶段的疾病,以往中医缺乏有效的治疗手段。我从现代医学关于肝性脑病的发病机制着手,探索中医治法,在十几年前开始了"清开方"治疗亚临床肝性脑病(MHE)的临床研究,选用石菖蒲、败酱草、生大黄三味药物治疗MHE,结果表明,此方对于降低血氨,改善脑电波变化,肝功能以及临床表现等方面,与传统的乳果糖、护肝药相比,疗效肯定。实验研究证实清开方对于炎症因子和患者的生化代谢都有作用,初步阐明了制剂的疗效机制。此方妙在用药简捷,三味药从上、中、下三个部位发挥作用,三路齐发,击中要害。石菖蒲开窍醒脑、败酱草清理中焦、生大黄通腑泄浊,既符合中医治则,又与现代医学关于肝性脑病的发病机制基本吻合,故能取得疗效,这是我迄今认为成功和满意的经验方。目前口服和灌肠治疗已经普遍用于住院患者。惜乎方中石菖蒲含有黄樟醚成分,未获药管部门批准研发新药,不然可以填补中医治疗肝性脑病的空白。举上面的例子只是为了强调中西医结合是正确的道路,具有巨大和实用的发展空间。

讲到西医工作者,我认为应该以西医为主,跟踪现代医学防治肝病领域的动态,客观和科学地借鉴和应用西医的技术、手段和治疗药剂,优化诊疗方案,不断提高疗效。我们的目标不单是跟上,而是要超越,用中国的数据和成果说话,为全球肝病防治做出贡献。同时,希望西医同道要包容兼蓄,学一点中医知识,用一些中医中药,于己于人都有好处,千万不要心怀成见,贬低否定中医药。利弊得失,自能分清。从事基础和药物研究的同道,更有责任在中医药已经取得证据和疗效的基础上,充分利用现代科学技术,借助大数据、网络系统,高新科技等先进手段,探索中医中药的治病机理,努力提升中国医学的水平,并不断提高慢性肝病的临床疗效。

个人陋见,实话实说,抛砖引玉,期盼指正。

中医肝病危象诊辨

中医肝病临证常见病证各异,病情多变,预后多样,轻者治之可瘥,重则难以回天。现代医家诊断多赖实验室检测各种指标确定,然中医诊治则凭四诊合参乃明判断,故对医生要求更高,难度自然更大。除中医文献之论述外,更需临证新见,不断积累经验,方能精准辨治,心中了了。近读周信有教授等编著的《决生死秘要》(甘肃科技出版社 2008 年 10 月)一书,在复习中医古代文献的基础上结合本人的临床经验,对患者生与死的判断作了系统完整和详尽的阐释,该书上溯先秦,下及近代,在数万种文献中择其概要,从神色、脏腑、身形、舌象、脉象等各方面描述所谓生死候证,并介绍了内、外、儿、妇学科疾病的生死候证的辨识要点,极有临床参考价值,诚如作者所言中医历代积累了判断疾病生死的丰富理论的实践经验。历代医家也不断悉心研究,探究本末,但尚无系统有关"生死辨"的论著,汉代淳于意所撰的《决生死秘要》早已失传,之后未有再闻,是故本书实为重要的补遗(缺)之作。

笔者以本书为母本,将有关辨识中医肝病之危重危象部分内容整理成文,冀望对提高中医肝病的临床诊治水平提供有益和有用的宝贵知识。

为了更符合中医诊治之要求,全文按生死辨之望诊、闻诊、切诊三个部分逐条阐述。

一、望　　诊

书云望而知之谓之"神",可见望诊的重要。望诊泛指人的神与色,即精神状态和外表的色泽,二者的关系十分密切。

1. 辨神

一般可分为得神、神疲、失神、假神四种状态。

(1) 中医肝病危重时可出现神志改变,如对光反应迟钝、言语混乱、神智昏迷、循衣摸床、撮空理线、口开目合、手撒遗尿、狂躁昏睡等,称之为"失神",上述表现常见于重型肝炎之肝性脑病,预后极差。

(2) 患者于死之前突然精神振作,食欲极佳,多言多语,这种现象即属于"回光返照",伤寒论中称为"除中",但之后病证急剧恶化终至死亡,此种称谓"假神"。[1]《景岳全书·神气存亡论》)

2. 辨色泽

即指五色与皮肤之荣润光泽,《素问》云:"色以应日,脉以应月",帝曰"余欲临患者,观死生,决嫌疑,如日月光"。孙思邈言:"故善为医者,必须明于五色,乃可决生死,定狐疑"。吉色有三:"明、泽、清",凶色有三:"沉、枯、夭"。(蒋士吉《望色启微》)

(1) "手足爪甲皆青黑,能过八日定难医",肝脏其充在筋,其华在爪,其色为青,黑色属肾,肾肝俱败,则水不能生木,故见是色。(孙思邈《千金翼方》)

(2) 手足甲青呼骂多,筋绝九日定难过,指肝绝遇金而死。(王叔和《脉诀·察色观病生死候歌》)

(3) "面肿苍黑舌卷青,四肢乏力眼如盲;泣下不止是肝绝,八日应当命必倾"。因肝不能含血荣目,津液外泄,又若见舌卷卵缩,乃脉不荣,筋缩急之象。

(4) 肝病见青白色加拇指大黡(掩,即黑痣)点见颜颊上,此必卒死。(孙思邈《千金翼方》)

(5) 青色见于人中者,肝有病,入目者秋死。凡患者面色入门户为凶,门户即阙庭,目乃肝之门户。(孙思邈《千金方》)

(6) 两颊(左太阳,右太阴)及鱼尾正面、口角,如大青蓝叶怪恶之状者,肝气绝,主死。

(7) 黄疸

凡黄,候其寸口脉近掌无脉,口鼻冷,并不可。(王叔和《脉经》)

黄疸,变黑如烟尘,小便如膏,神昏撮空,腹胀不减。饮食不进者死。(《玉案》《寿世》)

验生死法,用二指重按膻中穴,左右分开,中间有血色者,可治。(蒋士吉《医宗说约》)

3. 辨身形

凡有诸内必形诸外,乃以表知里的诊断方法。

(1) 骨肉

凡大骨枯槁,大肉陷下,胸中气满,腹内痛,心中不便,引肩项,身热破䐃脱

肉,目眶陷,目不见人,此为肝绝,立死。(《黄帝内经》)

(2) 鱼际

虽骨瘦如柴,但其鱼际有肉隆起者,病纵重,可医;若他处肌肉尚丰,其鱼际无肉隆起,反见平陷者,病即不治。

(3) 膨胀

若腹大如瓮,青筋暴露,脐心突出,四肢瘦削者,预后不良,有谓蛊肿证之五不治:

面黑如霉,肚大青筋,掌中无纹,脚肿无坑,脐中凸起,败下黑水者、阳事不举者不治。(《寿世》)

4. 察舌

舌象乃反映机体阴阳气血脏腑津液变化之窗口,故有"目视明澈,胜于手揣"之说。

(1) 苔白如积粉,边尖紫绛者,为温疫病,初入募原,未归胃腑,急急透解,见此舌者,病必见凶,须要小心,达原饮加减主之。

(2) 舌枯小卷短,其质焦紫者,皆属肝肾阴涸,病多速死。

(3) 舌深紫而赤者,是阳热酒毒。全紫而干,如熟猪肝者,死肝色也,此乃阳极似阴,急宜四逆汤加大黄桃仁下之,然多不救。

又临证如见下列舌象,中医称之为"败舌",提示脏腑病变严重或功能衰竭,均属难治或不治:镜面舌、猪肝舌、烘糕舌、火柿舌、鲨鱼皮舌、卷舌、吐舌、强舌、白霉舌、黑舌。(曹炳章《辨舌指南》)

5. 察脏腑

慢性肝病的病位主要位于肝、脾、肾三脏,心肝为阳脏,以实证为主,脾肾为阴脏,以虚证为主。《素问》中云:"五实死,五虚死",症见腹胀、皮热、脉盛(五实)、脉细、气少、泄利、纳呆(五虚)等,盖因五实乃邪气盛,正气不支,故死。同样若脏腑之气衰竭,亦死。

肝病多虚实夹杂,或轻或重,如见逆象,病多危重,预后不佳。临证常见的证候有"腹胀、身热、脉大""腹鸣而满,四肢清泄,脉大""衄而不止,脉大"等皆属脉证相反,证虚脉实,乃邪盛正虚,病属难治。(《灵枢·玉版篇》)

肝病在肝硬化失代偿期,或有上消化道出血、感染、肝性脑病及顽固性腹水时可出现上述情况,故需医生及早察觉,明确判断,及时干预,方能转危为安。

二、闻　诊

经云,闻而知之者谓之圣,似有言过其实之嫌。但凡染病,患者的发音、语言、气息皆会发生变化,据此可以辨别虚、实、寒、热诸症及脏腑功能。

1. 辨声音

肝病者平素少言懒语,忽而喜怒无常,出言乍宽乍急,或以手向眼,如有所畏,虽不即病,祸必至矣。(喻嘉言《医门法律·闻声论》;张三锡《医学准绳六要·声诊》)

2. 辨气味

病患呼出之气有异味如恶臭、腐酸、腥臊多见于重症、肿瘤、溃疡等病症,若难以忍受者,多主脏气败坏,预后不佳。肝病晚期因体内血氨过高,呼气常有鱼腥之味,名为肝臭,难治。

三、切　诊

脉诊乃中医诊疗推测预后的重要方法,内经云"微妙在脉,不可不察",乃至理名言,但在医学科技发达的现今并非"一枝独秀",个人认为临诊仍应四诊合参,更不能将脉诊"神化",且在肝病诊治中,舌诊、问诊更为重要,因其脉象的变化相对不如伤寒杂病复杂多变,多见细、滑、弦、数诸脉,当然危重病时不在其列。

肝之真脏脉,弦急强劲,如循刀刃,如新张弓弦,毫无冲和之象,若见此脉,即为死脉,又名偃刀脉,乃十怪脉之一。

人乃整体,一脏之病常可累及他脏,加之诸脏可同病,更使脉象多变,但临床须知,脉法要害需分辨顺逆和脉证合参,人虽无病而病脉已见表示已有隐患,一旦发病预后不良,谓之"行尸"。若病脉先见于证候,《脉经》中谓之"内关",一旦发病,其病必凶。又如虚证见实脉,实脉见虚脉则为逆象,病亦危重。

又历代医家所说之死脉及怪脉多与脏腑病证相应,如解锁、鱼翔、釜沸、虾游、屋漏、雀啄、弹石等。

记得已故师兄张洵邦讲课时所言:"怪脉一现命有期,医家处方休大意",确实不谬。《医学入门》曾说:"久病者若见以上脉象,皆死脉也,若用药饵克伐,主亡,暴见者急宜用参归附救之,多有复生"。

《素问·决生死论》中,有弹切足三阴脉之动止以决生死之法,医者以左(右)手在患者足踝以上五寸处微按之(左右足均可),再用另手中指弹击踝部,觉察其按压处脉动情况,若无病者,可感知脉之蠕动波,若动大而疾数,或来势微而迟缓均为病深已及三阴经脉,若波动不及五寸处或指按下部无脉,表明三阴经气将绝,预后不良。

综上所述,足以证实中医四诊在诊断疾病中的意义,《周礼》所说:"疾医以五气、五声、五色视其死生",特别是在多种危重肝病时看到、摸到的征象,如黄如枳实,面色晦黑、神志不清、口唇青紫、舌卷囊缩、汗如雨下、泣下不止,肚大青筋、掌中无纹、骨脱肉陷、苔厚质紫、口吐秽臭、肝见真脉……,都是病情笃危,其命有期的"信号",万万不可轻视。当然本书作者表明所谓"生死"之死并非单指死亡,但多属于疾病晚期或投之药石无效。作为医家当然不能见死不救,而应仔细揣摩,悉心救治,如能力挽狂澜或起死回生,方不虚得"济世活人"良医之称号。这也是编撰《决生死秘要》一书之初衷。

扶正祛邪治肝病
——析经验方"肝八味"

慢性肝病之治,当以扶正祛邪为第一要则,并一以贯之。盖因各种邪毒所致之慢性肝疾,其基本病机乃本虚标实。或因正气虚弱致邪毒侵入内留;或因毒邪过盛久而损伤正气。若正邪相争互搏,则病情时进时退,绵延难愈,终成臌胀、积聚诸证。故临证不论病情变化多端,施治必须顾忌正邪双方。扶正不忘祛邪,祛邪勿舍扶正,切忌墨守"邪实不可扶正,扶正自能祛邪"之成规。力求病家之气血、脏腑功能达衡,先使病情得以控制稳定,再求其逐步康复。医理虽此,然其难处在于医家须辨明正邪位势之主次及转化,兼顾证型之夹杂,并能预测病证演变之趋势,遣方用药,掌握分寸,因势利导,随证变方,才能要到病除,力挽沉疴。

余自二十世纪七十年代至今,专注中西医结合治疗慢性肝病之临床及研究工作,以中医为主,中西结合的方法诊治慢性病毒性肝炎、肝硬化、脂肪性肝病及原发性肝细胞癌等各种肝病,并与科室同仁共同研制成多种院内制剂,如补肾方、清肝方、清开方、抗脂方、调免方、柔肝方、抑癌方……上述各方之立法依据均不离扶正祛邪之治则,并参照中、西医对各种肝病病因、病机的认识,结合个人长期临床经验,因人、因病,对症下药。与此同时,在临床疗效得以验证的前提下,开展科学研究,力求阐明其疗效机理,从而丰富和提升了中医药诊治慢性肝病的学术水平。

近几年在总结以往经验的基础上,对临床应用较多的处方加以整理和归纳,拟定了用于治疗慢性肝炎、肝纤维化的经验方,暂时取名为八味治肝方(简称肝八味),该方依据慢性肝病的基本病机为本虚标实,治则大法为扶正祛邪的指导思想运用益气、补肾、健脾和活血、解毒的治法,由八味中药组成:炙黄芪、仙灵脾、生地黄、枸杞子、制鳖甲、炒白术、全当归、虎杖根。方中黄芪益气扶正为君药,仙灵脾、生地黄、枸杞子补肾滋阴,炒白术健脾为臣药,体现扶正为主之意。制鳖甲、全当归既有滋阴之功,又有活血化瘀、软坚散结之效,加上虎杖根可解毒,作为佐药体现了不忘祛邪之见。全方统筹兼顾慢性肝病的基本病机,同时又体现了扶正以补肾健脾为主、祛邪以活血化瘀为先的治则治法。"肝八味"组方比较严谨,药味也较精简。临证应用,疗效颇佳,不妨一试。

我院首创补肾为主、清化为辅治疗慢性乙肝,已获同行认可,多项研究项目均证实其临床疗效。药理研究发现当归、鳖甲、仙灵脾均有保护肝细胞及抗纤维化的作用。虎杖除可抑制乙肝病毒外,并有抑制肝纤维化的功能。鉴于中药的多靶点效应,故有不同功效组成的"肝八味"有可能发挥协同作用而更有效地改善慢性肝病的各项指标。因此可以认为,此方同样是扶正祛邪治则的延伸和优化。

此方临床应用需要说明几点:

① 本方可用于慢性肝炎、肝纤维化的多种证型的患者,尤其是肝肾不足证(肝肾阴虚、脾肾阳虚)和瘀阻血络证。但对湿热内蕴证,如有身黄、尿黄、口苦、舌红、苔腻或肝功能明显异常者不宜服用。而对肝郁脾虚证患者其疗效亦不如肝肾不足证者,这也体现了本方主证主治功效,并非一方通治。

② 基本方加减治疗已是中医治疗多种病证的常用和公认的方法,故在临床用药时可在肝八味的基础上进行调整,如有湿热之象可加清热化湿之药(如川连、苦参、茵陈等),同时去黄芪、制鳖甲、仙灵脾等扶正药。倘有肝郁气滞则可加疏肝(如柴胡、郁金)及理气药(如青陈皮、枳壳等),而补肾药的剂量适减。凡血瘀证较重者,再加用如丹参、田三七等。对于重型慢肝(慢加急肝衰竭),建议慎用三棱、莪术、水蛭、虻虫等较猛破血药以免加重出血倾向。唯泽兰、豨莶草、凌霄花等平时多用,因除活血之功能外,尚有疏通脉络之效,对于缓解患者症状,常可见效。已故颜德馨教授及各家之经验足可借鉴。

③ 本方药味不多,性味也较平和,故长期服用,少见不良反应,对于慢性肝炎处于非活动期(即上述之肝肾不足证)的患者,最为适用,不仅能改善症状,且能改善肝功能(尤其是慢性指标如 A/G、GGT、HA、PIIIP 等)。有关药物的药理研究表明本方可调节免疫功能及有一定抑制乙肝病毒复制的作用,所以是具有多功能的中药复方。对于慢性病毒性乙肝、丙肝的患者,必须强调的是,凡是体内病毒处于复制期的患者应当及时、正确地服用抗病毒西药,以免延误治疗。

④ 对于不同病因的慢性肝病可在本方基础上调整药味施治,常见如肝硬化代偿期患者可加夏枯草、生牡蛎、仙鹤草等。近年来原发性肝癌的发病率逐年上升,在治疗对象中比例也越来越多,但是基于其多有肝硬化基础,故主要添加抑

瘤解毒之药，如半枝莲、蛇六谷、蛇舌草、蛇莓等，并且根据主要证候加用适当的药物即可。这样较好体现了"常中有变，变中求效"的治疗原则。

四十余年，以治肝病作为专业，治好了不少患者，但也尚未解决一些难治和严重的肝病，所以至今仍抽空读书，拾遗补漏，深感中医文献浩如烟海。首先查阅文献是一条十分重要的途径，重要的是坚持"好学"。古人所云开卷有益之言不假。再则读书之余，弄懂悟通更加重要。不少中医文献中的内容深奥难懂，且各家解说有异，因此临证借鉴或授业学子时颇感为难，由此体会到学习中医文献千万不能囫囵吞枣、读到即止。近日复读关幼波治肝经验集，其中慢性肝炎病例十余例，无论患者肝功能情况和证候不同，处方中多有"乌鸡白凤丸"一粒午后吞服，且其疗效均佳，对照多数临症治法，其理百思不解。恰逢关老关门弟子钱英教授当面请教，答曰：其一，盖因慢肝是本虚标实之病，即使邪盛之时当以清热解毒为主，然不可忽视本虚之存在，故加服乌鸡白凤丸以扶托其正；其二，慢肝日久正气难复，扶正非一般芪参术之类可解，需用血肉有情之品较佳，故选用白凤丸；其三，用药仍需辨证，阴虚较甚用白凤丸，阳虚较甚者可用河车大造丸，其理相同。一席解说，茅塞顿开。欲使读书有所获益，务须做到"必求甚解"和"不耻下问"。我想这应该是阅读和研究文献的基本要求。

勤学·敏思·善变·恒进
——肝科临证45年的回顾

自1974年转至曙光医院肝科工作,在夏德馨老师的指导和传授下,至今一直从事中西医结合诊治肝病的临床工作。古云"四十不惑",如今回顾四十余年的临证经历,虽然已经不似当年初入中医之门的无知,已然成了一名稍有成就的老中医,但距"不惑"却还有不小的差距,所以仍在不断思考和实践,尽自己绵薄之力为病家解除病痛。

既然经历几十年的医师生涯,总有一些经验和体会,所以总结了几点个人的心得,或许可以作为后生的借鉴或启迪。

任何为人行事都有"道""法",有的也就形成了个人的特色或风格,中医也不例外,其核心内容即是目的和手段,如果把我的临床医学工作中,特别是在诊治肝病领域中的主要经验作一个最简单的表述,那就是"勤学、敏思、善变、恒进"。

从二十世纪七十年代至今,先后从事病毒性肝炎,非传染性肝病,肝纤维化/肝硬化,原发性肝癌等各种肝病的诊治工作,包括临床、科研和教学,其中有成功的经验,也有失败的教训,但是始终遵循三个原则,一是坚持辨证施治,扶正祛邪;二是坚持病证并重,统筹兼顾;三是坚持以效为准,中西结合。而从方法学而言,即是不忘敏思、善变,兹以具体诊治肝病为例,逐一加以说明。

一、补肾法为主治疗慢性乙肝

二十世纪六十年代之前尚未知晓乙型肝炎,中医多以清热解毒化湿为主治疗,效果颇佳。但自二十世纪七十年代后,应用以苦寒为主的药物治疗肝炎效果欠佳,究其原因,方知甲肝乙肝之不同,后者之发生、发展多与机体之免疫功能有关,故此试用对免疫有调控作用的补肾法治疗,取得较好疗效。再经长期的临床验证和科学研究,对其疗效机理也逐步有了认识,初步拟定了补肾为主、清化为辅的补肾方四张。再经实践和提炼,最后由四张处方归纳为一张补肾方,迄今仍在临床应用,并获得了同行的认可和科技成果奖。在最近几年中,在补肾的基础上加上健脾法,使疗效又有所提高。由此可见,从苦寒到补肾,再到补肾健脾这个变化是为了解决慢性乙肝的难题和需求,从思考出发而采取"变法"的过程。

二、补肾法为主治疗其他肝病

在补肾法治疗慢性乙肝取得疗效的基础上,进一步想到是否此法对于其他慢性肝病也有疗效。于是,我们先后在慢性丙型肝炎、脂肪性肝病、免疫性肝病、肝纤维化和原发性肝癌等肝病中进行探索,把补肾、健脾、活血、软坚、解毒等治法有机的参与其中,经过相当时间的临床观察证明,补肾为主综合治疗的方案对于上述肝病都有程度不同的效果。个人体会以补肾抑毒的治法对于免疫性肝炎和肝癌的疗效更加满意,包括改善病情,减免西药剂量,提高生活质量等方面尤为明显。这一"变"大大拓展了中医药治疗慢性肝病的适应证,在肝病防治领域更加显示了中医药的优势和特色。不但在临床疗效方面,而且在提升中医药的学术水平方面都发挥了作用。

三、慢性肝炎—肝硬化—原发性肝癌的三病联治

至今,慢性肝炎—肝硬化—肝癌的关系已经得到业界的公认,不论中医或西医都把阻断或逆转上述病理过程作为治疗的重要目标,最终降低肝病患者的病死率。中医的"治未病"理念是防治慢性肝病的重要方法。如何在三种疾病中找出共性和特性进而达到预期目标,这也是长期以来思考的问题,所以在几年前提出了三病联治的设想,从病因病机分析到治则治法和方药等方面进行摸索,冀希达到"异病同治"的效果。而事实上我在临证中往往注意到疾病的演变情况,并且及时采取相应的处理,例如病程较长、较重、有肝病家族史,有饮酒史或合并糖尿病、脂肪肝的患者,会较早或加重抗纤维化或抗肿瘤方面的药物,往往对延缓病情发展有一定效果。十年以上肝硬化和五年以上肝癌(包括手术后)的患者在我门诊患者中比比皆是,可见这一设想是对路和能够付诸实施的。

四、中医治疗慢性丙型肝炎

慢性丙肝也是一种危害人类的传染性肝病,我国的丙肝感染者超过1 000万,长期以来,治疗方案是干扰素联合利巴韦林,但相当部分患者因其不良反应而无法接受治疗,最后形成肝硬化或肝癌,这又是一个难题。如何解决要动脑

筋。中医能否治疗丙肝并未形成共识,我和肝科同仁在 2000 年初即试用清肝方治疗不能接受西药或西药治疗失败的慢丙肝患者,经过数百例的临床研究证实清肝方能够抑制丙肝病毒复制和改善肝功能,虽然疗效不如西医,但也是填补了这一领域的一个空白。我们还与湖南专家研究所合作开发了我国第一个治疗丙肝的中成药"松栀丸"。当然,由于小分子药物(DAA)的问世,丙肝的大部分问题已经得到了解决,疗效极佳。中医药在治疗慢性丙肝方面的工作如何深入展开,还有待考虑,但是中医药治疗丙肝的有效性应该加以肯定。

五、化繁就简,研用"肝八味"变方

慢性肝病病因多元,病机复杂,病变多端,治疗颇难,往往临床医师,尤其是青年中医师难于掌握。近几年来,反复思考一个问题,即是能否把这个复杂的问题"简单化",从中找出既符合中医理论又用之有效,能够涵盖多种肝病的方法和方剂,这也是一个大胆的设想。于是在总结过去多年临床治肝经验,反复推敲、变更的基础上,拟定了经验方"肝八味"。此方根据中医肝病的病因病机、辨证分型及中药药理,包含了阴阳、气血、脏腑、经络各方面的因素,立足气血脏腑(肝、脾、肾),组方用药(炙黄芪、全当归、炒白术、枸杞子、大生地黄、淫羊藿、炙鳖甲、煅牡蛎),其中黄芪与党参,当归与丹参,生地黄与熟地黄,淫羊藿与肉苁蓉尚可根据患者和病情选用。几年来病家病情多可稳定控制,无不良反应,乐于服用。此方除治疗慢性肝炎、肝纤维化之外,略作加减,即可用于治疗肝硬化、免疫性肝炎及原发性肝癌等。肝八味变方体现了"总揽病机,统筹兼顾,八味为体,随病而变,不悖医理,以效为先"的思路,自觉用来得心应手,颇感满意。唯此方尚未经严格的临床研究,正待进一步开发。但相信如能研发,前景看好。除临床应用之外,对于进修医师和青年医师也颇有帮助,使之治病有方,不致南辕北辙,至少这是一个革新和尝试,关键仍在疗效。此外,如治疗慢性胃炎的"五白方"(白参、白术、白及、白芍、白英)和治疗肝硬化脾肿大的"山水散"(山甲片、水蛭粉)等也可以作为经验方用于治疗慢性肝病。

六、黄疸辨治

从古到今黄疸的分类和治法基本上已有定论,无论五疸、阴黄、阳黄都有大量的论述和临床报道,但是事实上临证所见肝病之黄疸远非如此简单。证候复杂,治而未效者甚多,令医师颇感为难。我在数十年的临诊中发现许多似阴似阳,非阴非阳的黄疸患者,病程缠绵,久治不愈,遂以"介黄"之名冠之,在其病因病机上作了一些设想,治法用药也相应有所变更,用于治疗重型慢肝,免疫性肝病,肝纤维化等病亦可奏效。着眼湿热,虑及寒邪,寒热并用,阴阳同治,在经典治黄方剂之基础上适当加用温阳和活血药,疗效似有提高,这也是温法治肝的延伸。

为了便于临床应用,又提出了"七黄"的分类法,尽可能把中医和西医的内容联系起来,如阴黄、阳黄、介黄、恶黄、稽黄、石黄、虚黄,七种黄疸都可以与具体西医的疾病对应,当然不是画等号。对于中、西医肝病诊治也是一个辅助的方法。无论介黄或七黄都是经过反复思考和实践得出的观点,也是变治的理论基础。其实,在黄疸病证的诊治中,还有许多值得探索的问题仍然需要通过不断思考和实践才能解决。

七、肝病的外治法

外治历来是中医药临床重视的治法,并且越来越多的用于各种慢性肝病,作为内治法的补充。内外兼治能够解决一些难题,从而提高疗效。肝硬化腹水即是一个例子。虽然服药有效,但有时症状顽固,难以收其全效,所以,在继承先师经验的基础上,想到如何更好地把外治法用于临床。十年来,与肝科同事一起研制成治疗臌胀病的外用制剂——肝舒贴与水臌贴,经过很多病例的临床观察证明两种制剂对于减轻肝区疼痛,消退腹胀和腹水具有明显效果,深受患者的欢迎。组方也作了某些变化,结合针灸学理论,原本贴在肝区部位止痛,敷在脐部用于消水,为了提高疗效又先后加贴了肝俞、三阴交、足三里等穴位,确实收到效果,这也是思和变的具体例证。相应的研究工作被列为重点项目,并拟开发成新药。

八、衷中参西,与时俱进

肝病的诊治历经数百年之久,对此,在加深认识的同时,疗效也不断提高,除了中医药之外,现代医学发挥了极大的作用。抗病毒药的问世是慢性乙肝防治中的里程碑,大大改变了慢性乙肝的预后。固执于单枪匹马与病缠斗,还是联手合力克敌制胜,其实答案和选择是很肯定的。所以中西结合是我一贯坚持和奉行的原则和方法,充分利用中西各自的优势,使病员早日康复,这是医师应尽的责任。二十世纪七十年代,国内同道和本人在中药抗乙肝病毒方面做了大量工作，惜乎效果欠佳，一定程度上也影响了乙肝患者的治疗。所以当核苷类药刚问世，我和同事们马上在临床应用，取得了极佳的效果，在这个基础上，又利用中药在抗纤维化和抗免疫方面的优势，联合西药治疗，效果更加满意。

至今我接诊的慢性乙肝患者绝大部分采用"1+1"的治疗方案，即一粒核苷药，一剂中药，这也是一个创造。国内外每年都公布关于慢性乙肝的防治指南，确有很大意义，但是也有某些空白或缺点，比如抗病毒药的停药时间和要求、抗病毒疗效评定等都在进一步探讨。我曾在几年前即提出抗病毒疗效（结局）评定的建议（A～E分级），同时还提出应把有关免疫指标作为停药的要求之一。目前中西医慢性乙肝的防治指南并不相同，使临床医师应用比较困难，所以又动脑筋想出制定中西医结合防治慢乙肝指南的建议，希望在两者之间架起桥梁，推动慢性乙肝的防治工作。以上几个想法和建议都发表在专业杂志上，不管是否能被采纳，但我主观认为是合理、有用的。无论如何，中西医结合防治慢性肝病（不单是肝炎）肯定是条正确和可行的道路，我们应该继续进行探索和总结。

除此之外，通过常思考、出题目、找方法，还搞出了几张协定方，如调经方（主治月经失调）、调免方（主治免疫性肝病）、调脂方（主治脂肪肝）、抑癌方（主治肝癌）等，都有一些收获，当然还需要深入研究。

总之，四十多年的临床工作，不断学习，不断进步，如果能够取得成绩的话真的要归功于勤学、敏思、善变，学而知，思而变，变而进，不论何种行业概不例外。今日之高科技无非是创新、进步的结局，而其基础就是思和变。在我们周围的世界和生活中，有许多东西值得我们去发现、思考和应变。不要管别人怎样说，做你认为要做的事，反正只要是有心人，并能执着奋斗，就有可能成为未来的成功者。

重型肝炎诊治概要

重型肝炎隶属"急黄""疸黄""肝瘟"范畴,因其预后较差,病死率高,缺少特效的治疗方法,故属危急重症和难治性疾病。中医中药诊治重症肝炎临床有不少报道,也取得一定的疗效,但不够理想,所以一直是中医药临床的攻关项目,"十一五"又列入国家重大传染病专项课题研究。本文仅就近年来中医药对重型肝炎的认识,部分名老中医治疗本病的经验及国家中医药管理局"十五"中医肝病重点专科制订的重型肝炎中医诊疗方案做一概要介绍,供临床参考。创新思路,集思广益,勇于实践。切实提高本病的疗效,降低病死率。

"急黄"病名,最早见于巢元方《诸病源候论》曰:"率先发黄,心满气喘,危在顷刻,故云急黄也。"又沈金鳌著《杂病源流犀烛》中谓:"又有天行疫疠,以致发黄者,俗称之瘟黄,杀人最急。"从临床角度分析,重型肝炎无论急性、亚急性或慢加急等类型,具有共同的临床特点,可以归纳为"重""急""危""多""杂""变""难""凶"。本病的病因、病机、证型、演变、治疗及预后都是临床诊疗中尚未完全解决的问题,因之如何更好地解决这些难点,是提高临床疗效的关键。

古代和近代名老中医对于重型肝炎("急黄""疸黄""肝瘟")有不少论述和见解,为诊治本病提供了宝贵的资料,现汇集现代16位名中医诊治本病的经验,以提供借鉴,启发后来。

① 关幼波(京)提出治疗本病的主证黄疸之法,认为"治黄必治血,血行黄易却",关老临床运用凉血活血、养血活血、通血脉等方法,配以化湿、凉血、通下、利湿、酸敛诸法,达到清热解毒之功。此外,运用清热、消食、健脾、活血、燥湿、养阴等法,化痰泄浊,通过上述三个环节常可取得效果,由于重型肝炎之湿热常可弥漫三焦,故临床应从"宣上、畅中、利下"三个方面施治。

② 姜春华(沪)认为本病之治以清热为主,利湿次之。喜用大黄,少用茵陈,并善用草药(田基黄、对坐草、荷包药、垂盆草、平地木等)均出自明方隅《医林绳墨》。

③ 时振声(京)重症肝炎黄疸日深,若脉象弦大有力,舌苔黄腻,舌质红绛,为阳极似阴之证,而非阴黄,宜用大剂清营解毒之剂加入附子,常可获效。

④ 夏德馨(沪)治重肝黄疸常重用茵陈退黄(90~150克),凡重型肝炎者常用基本方:野西洋参、真羚羊角吞服,合用"温病三宝"之一。"三宝"虽均属凉开之剂,但应根据证候合理选用,若热毒炽盛宜安宫牛黄丸,痰浊较著,用至宝丹,若见动风之证可用紫雪丹。

⑤ 张耀卿(沪)治疗本病以"温调脾肾、疏泄肝胆"为主法,认为"湿邪非温不化 温化自能通阳",从而使"滞者畅、蕴者通",临床可治阴黄、阳黄。

⑥ 邓铁涛(粤)治本病之经验重用清热解毒,辨证辨病结合,注重养护脾胃,喜用田基黄、广郁金、土茵陈等药味。

⑦ 张祺(黑)提出"急黄"之治则为"以清热解毒为主,健脾化湿为辅,活血化瘀次之"。

⑧ 周仲瑛(苏)对重肝的病因病机、治则治法论述较多,认为:"重肝病机,为热毒瘀结,湿热毒邪,内蕴肝脾,疏泄失常,疫毒入侵,内隔心包,燔灼营血。""邪毒由气入血,热燔阳明,瘀热郁结,火、热、毒、瘀互结,营血热盛,络损血溢,瘀热内陷,化火动风,闭阻神窍,邪毒伤正,阴衰气虚,肝肾耗竭。"故治则大法为:清解血分热毒,凉血化瘀,存阴扶正。自拟清肝解毒注射液(水牛角、茵陈、大黄、生地黄、赤芍、山栀、丹皮、人中白)。

⑨ 朱良春(苏)喜用退黄专药豨莶草、蒲公英、刘寄奴、瓜蒌仁、玄明粉治阳黄之稽,引《圣惠方》《普济方》,谓单用瓜蒌治内黄有效。

⑩ 颜德馨(沪)乙肝之病邪由外而入,相继累及气分、营分、血分而有不同表现。久病或重症者,应从营血论治方能奏效,临床常用犀泽汤:广犀角(或水牛角)、泽兰、苍术、仙人对坐草、土茯苓、平地木、败酱草。可随证加减。

⑪ 康良石(闽)重肝之分型为热毒内燔、毒陷心包、毒陷脾胃,瘀血停积。自拟化瘀通滞汤(生芪、柴胡、洋参、三七、丹参、郁金、龟板、鳖甲、元胡、茜草、败酱草、丹皮、佛手)治瘀血停积型重肝。

⑫ 汪承柏(京)善治高胆红素血症,主张不拘泥于分型而重在辨证,常用犀角散加减。提出凉血活血,重用赤芍之法(90~150克),可配伍丹参、葛根、瓜蒌等。

⑬ 谌宁生(湘)重型肝炎之关键病机在于瘀毒,基本治法为解毒化瘀。自拟解毒化瘀方:茵陈、蛇舌草、赤芍、丹参、田基黄、栀子、郁金、石菖蒲、木通、枳壳、

生川军、生甘草。

⑭ 张俊富（津）解毒益肝，清热凉血为主治疗重肝。解毒益肝汤：茵陈、栀子、大黄、生地黄、玄参、赤芍、陈皮、丹参、茜草、郁金、广角、瓜蒌、泽泻、车前草并可据病情佐以附子、淫羊藿、干姜以助阳化湿，宣通气机、通利水道。另加黄芪、人参扶正祛邪，避免苦寒伤正。

⑮ 吕承全（豫）邪盛正衰，易成阴黄，重型肝炎之急黄、阴黄多，阳黄少，治当救逆防变，扶正回阳，自拟温阳保肝方：附子、干姜、白术、茯苓、党参、茵陈、肉桂、甘草、大枣随证加减。

⑯ 李昌源（黔）提出泄热凉血散瘀法治急黄证，常用茵陈蒿汤、小承气汤、大柴胡汤合方，酌加三七、丹参、姜黄等。"十五"国家中医药管理局中医肝病重点专科单位于 2005 年共同编写《中医肝病诊治常规》，初步总结了各单位治疗重型肝炎（急黄）的辨证分型和治疗方法，现摘要归纳于后。

中国人民解放军 302 医院

辨证分型	治　法	治　方	备　注
热毒炽盛	清热解毒，泻火退黄	茵陈蒿汤合黄连解毒汤加减	生川军、安宫牛黄丸
热入心包	清心开窍，凉血解毒	犀角散加减	牛黄丸、至宝丹、紫雪丹
痰浊闭阻	清热化痰，泄浊开窍	菖蒲郁金汤加减	—
血络瘀阻	活血化瘀，理气行滞	血府逐瘀汤加减	—
气阴两竭	益气滋阴，救逆固脱	生脉饮加减	—

湖北中医药大学一附院

辨证分型	治　法	治　方	备　注
热毒炽盛	清热解毒，泻火退黄	茵陈蒿汤合黄连解毒汤加减	生川军
热毒内陷	清热解毒，凉血救阴	犀角散加减	紫雪丹、安宫牛黄丸
湿浊蒙窍	化浊泄热，泄浊开窍	菖蒲郁金汤加减	至宝丹

湖南中医学院一院

辨证分型	治法	治方	备注
热毒瘀肝	清热解毒,凉血化瘀	解毒化瘀汤加减	—
湿浊内闭	利湿化浊,清热解毒	菖蒲郁金汤加减	—
热入营血	清热凉血	清营汤或犀角地黄汤加减	—
痰热内闭	清热化痰开窍	黄连温胆汤合安宫牛黄丸	—
正虚邪陷	益气回阳救逆	参附汤加减	—

上海中医药大学曙光医院

辨证分型	治法	治方	备注
热毒炽盛	清热解毒,凉血救阴	神犀丹	—
脾肾阳虚痰湿蒙闭	健脾温肾,行气利水,化痰开窍	茵陈四逆汤合菖蒲郁金汤加减	
气阴两虚脉络瘀阻	益气救阴,活血化瘀	参脉饮合桃红四物汤	—

陕西省中医院

辨证分型	治法	治方	备注
热毒炽盛	清热解毒,泻火退黄	茵陈蒿汤合黄连解毒汤加减	清开灵、丹参、安宫牛黄丸
热毒内陷	清热解毒,凉血救阴	犀角地黄汤加减	至宝丹
湿浊蒙窍	化湿泄热,泄浊开窍	菖蒲郁金汤加减	至宝丹

河北省中医肝病医院

辨证分型	治法	治方	备注
热毒炽盛	清热解毒,泻火退黄	茵陈蒿汤合黄连解毒汤加减	—
热毒内陷	清热解毒,凉血救阴	犀角散加减	安宫牛黄丸、至宝丹、紫雪丹
湿浊蒙窍	化湿泄浊,涤痰开窍	菖蒲郁金汤加减	苏合香丸
		重肝退黄汤(湿重于热、热重于湿、湿热并重、阴黄证辨证用药)	

青海省中医院

辨证分型	治法	治方	备注
热毒炽盛	清热解毒,利湿退黄	茵陈蒿汤合黄连解毒汤加减	—
热毒内陷	清热凉血解毒	犀角散合清开合剂	—
湿浊蒙窍	解毒化湿,泄浊开窍	菖蒲郁金汤加减	—

厦门市中医院

辨证分型	治法	治方	备注
热毒炽盛	清热解毒,泻火退黄	加味栀子根汤	—
热毒内陷	清热解毒,凉血救阴	黄连解毒汤加减	安宫牛黄丸、至宝丹、羚羊角
湿浊蒙窍	化湿清热,泻浊开窍	甘露消毒丹合苏合香丸	—
瘀血积停	活血化瘀退黄	化瘀通滞汤	—
寒湿阻遏	温中健脾化湿	茵陈术附汤加减	—
脾肾阳虚	温阳益气,补肾健脾	加味真武汤	—

深圳市中医院

辨证分型	治　　法	治　　方	备　　注
湿浊蒙窍	化浊解毒,开窍醒神	菖蒲郁金汤加减	苏合香丸
痰热闭窍	清热化痰,开窍醒神	黄连清胆汤加减	安宫牛黄丸、至宝丹、生川军
热毒炽盛	清热解毒,凉血开窍	地黄汤加减	—
阳气虚衰	益气回阳,救逆固脱	参附龙牡汤加减或生脉饮	—

各单位诊治重型肝炎具有许多共同点,可归纳的关键词如下:

辨证：热毒炽盛,热毒内陷,湿浊蒙窍,血瘀,痰浊,正虚(气、阴、阳)。

治法：清热解毒,化湿泄浊,凉血活血,扶阳救逆,开窍醒脑。

治方：茵陈蒿汤、黄连解毒汤、犀角散、菖蒲郁金汤、生脉饮、参附汤、安宫牛黄丸、至宝丹、紫雪丹、苏合香丸、清开灵。

综上所述,重型肝炎病因病机复杂,病情变化多端,治疗十分困难,预后大多不良,所以更需中西医同道加强临证实践和科学研究,进一步掌握其演变规律,交流学习,借鉴创新,优化目前的治疗方案,运用综合治疗手段,把中医药治疗重型肝炎的疗效提高到新的水平。

聚乙二醇干扰素(PAG－INF)治疗慢性乙肝的体会

我科近几年来应用中西医结合,即长效干扰素和中药联合治疗低水平乙肝病毒血症患者252例并进行了初步的小结,经12~38个月的治疗后,达到目前乙肝临床痊愈指标的病例数(即HBV－DNA/HBsAg转阴)为31.43%,特别是治疗前HBsAg<50 IU/mL的患者,HBsAg转换率可高达61.11%。分析表明干扰素治疗过程中出现一过性氨基转移酶升高,HBsAg下降较快者,以及HBsAb阳转者,HBsAg的转阴率相对较高,而中药联合长效干扰素治疗虽然HBsAg的转阴率较单用西药组略高,但无统计学意义。但是确显示其一定的优势,即HBsAg转阴时间较早,HBsAb阳性比较高,停药后HBsAg复阳率较低,值得进一步进行研究。

我在临床应用干扰素治疗慢性乙肝的长期观察中得到几点切身的体会,提供同道参考。

① 迄今长效干扰素是治疗慢性乙肝的最有效的药物。

② 长效干扰素与其他疗法(指西药和中药)联用能提高疗效。

③ 对口服核苷类药物治疗2年以上仍未达到临床痊愈目标者,应选择长效干扰素治疗(单用或联用)。

④ 长效干扰素可以再次使用,不要求一次成功。母婴传播者,伴有肝纤维化或饮酒者,或肝硬化对治疗反应稍差者可考虑使用。

⑤ 治疗过程中只要HBsAg(或其他HBV病毒复制指标)持续下降,则不宜轻易放弃干扰素,应参考有关抗病毒应答的预后指标确定疗程。

⑥ 干扰素治疗中出现不良反应时,如肝功能损害不重(尤其是胆红素水平正常)不急于处理,一过性ALT升高者HBsAg阴转率反高。但警惕出现精神障碍及自身免疫性疾病。

⑦ 如经治疗已达到临床痊愈的患者,建议加用24~48周干扰素。

⑧ 干扰素治疗过程中要严密随访并及时和正确处理干扰素的不良反应。

事实证明,我在几年前说过的话还是正确的,干扰素不会很快退出历史舞台,现在讲告别干扰素为时尚早。

我把多年来对长效干扰素的认识的经验总结成一首打油诗:

调免抗毒双面刃,治愈乙肝已成真。
该出手时莫迟疑,停药之前三思行。
挺一挺有望登顶,放一放前功弃尽。
既不能掉以轻心,更不必草木皆兵。

自干扰素问世以来,在防治病毒慢性(乙、丙肝),中发挥了重要的作用,虽然几经起落,但迄今仍是治疗病毒性肝炎的主要药物,希望能接受更长时间和更多病例的检验,使之发挥更大的作用。

青灯常明话中医
——王灵台教授中医传承工作室师生对话录

高月求[1]　祝峻峰[2]　刘华宝[3]　孙学华[1]　扈晓宇[4]　赵　钢[2]
张　斌[1]　王见义[2]　聂红明[5]　范兴良[5]　王灵台[1△]

1. 上海中医药大学附属曙光医院(上海,200000)
2. 上海中医药大学附属岳阳中西医结合医院　3. 重庆市中医院
4. 成都中医药大学附属医院　5. 上海中医药大学附属市中医医院

一、学术观点

徒问：您从事中医及中西医结合肝病工作五十多年,始终坚持"以肝为机、以肾为本"的肝病治疗原则,请您谈谈中医治疗肝病的经验和体会。(徒:赵钢,上海岳阳中西医结合医院肝科副主任)

师说：肝病种类繁多,病因也较多,病机复杂,病情多变,故最为难治。从肝之藏象理论剖析,人体诸多病证均可累及肝脏,内伤杂病,肝则首当其冲。肝病的发生发展与阴阳、气血、脏腑、经络的关系十分密切,涉及面广,肝为诸多病证之"机"。《素问·病机十九条》中所言"机"是"发动,关键"之意。从这点出发,重视和维持肝的生理功能,纠正其病理状态,就是治疗肝病的关键所在。常用的清肝、泻肝、疏肝、补肝等治法都是治疗肝病的重要方法。

在临床中,以慢性乙型病毒性肝炎、肝纤维化等慢性肝病为例,我们发现,单纯治肝效果往往欠佳,通过补肾治法有益于提高临床疗效的现象,逐渐使我们认识到"肾"的作用。不论是考虑疾病的传变规律(即肝病传脾、脾病传肾),还是肝肾之间"乙癸同源"的密切关系,重视治肾应是治疗肝病的重要环节。中医之肾与机体的免疫调控关系密切,通过补肾能够调整某些免疫指标,还能提高西药抗病毒治疗的效果,这与现代医学有些观点不谋而合。

"以肝为机、以肾为本""肝病从肾论治"的经验,不断延伸,贯穿防治慢性肝病的整个过程,在运用补肾法为主治疗慢性乙型肝炎的基础上,我们开展了补肾法为主治疗的临床与实验研究。在治疗慢性丙型病毒性肝炎、肝纤维化、脂肪性肝病、免疫性肝炎（PBC、AIH）、肝硬化、肝癌、难治性肝硬化腹水及其他肝脏相关疾病中都加入了补肾之法，经过临床研究与试验，拟定多种慢性肝病治疗的经验方，如治疗慢性丙型肝炎的清肝方、脂肪性肝病的抗脂方、免疫性肝病的调免方、肝纤维化的灵甲胶囊、肝硬化的柔肝方、肝癌的抑癌方、难治性肝硬化腹水水膨贴等，诸方治则相似，但药味不同，均寓以补肾之意，不违原宗。

当然以肝为"机"、以肾为"本"的治法在临证时还需根据不同病情、不同病性、不同证型采取不同的方法调整处方、用药，才能取得良效。迄今，遗留的困惑和不足对补肾与治肝之间的关系和机理仍不够明晰，将是今后工作的"突破点"。

徒问：黄疸是众多患者关注和难治的问题，王老师您在黄疸的病因病机方面首次提出"介黄"的概念，为黄疸的辨证论治提供了有益的依据。请问王老师，如何应用经典理论和方药辨证论治黄疸呢？（徒：王见义，上海岳阳中西医结合医院副院长）

师说：黄疸是慢性肝病比较常见的临床症状，一定程度上也反映了肝病的严重程度。对黄疸的认识早在《黄帝内经》中已有明确的论述，《素问·平人气象论》云"溺黄赤安卧者，黄疸。……目黄者曰黄疸"。《金匮要略·黄疸病》把黄疸分为黄疸、谷疸、酒疸、黑疸和女劳疸，称为五疸。《景岳全书》提出"疸黄"的病名。罗天益的《卫生宝鉴》首次把黄疸分为阳黄和阴黄，为临床辨证论治提供了依据。但从临床实践出发，对于黄疸证的辨证论治，是不够全面的。我在早期就提出了"介黄"的概念，是指介于阳黄阴黄之间并具有特殊病机和治法的一类黄疸，其也要有不同的方法治疗。

黄疸的病机，遵从《金匮要略·黄疸病》云"黄家所得，从湿得之"，由于湿阻中焦，脾胃升降功能失常，影响肝胆的疏泄，以致胆液不循常道，渗入血液，溢于肌肤而发生黄疸。以祛湿为大法，根据寒热虚实，夹杂病邪随证治之。治疗黄疸的经典方很多，《伤寒杂病论》针对黄疸设立的很多行之有效的方剂沿用至今：茵陈蒿汤、栀子柏皮汤、桂枝加黄芪汤、大黄硝石汤、硝石矾石散、小建中汤等。后世医家根据黄疸患者的不同病机和表现，创立多个有效方剂：如《丹溪心法》中提出有茵陈五苓散、茵陈四逆汤，清代吴瑭《温病条辨》创立二金汤、杏仁石膏汤等。

重度黄疸的治疗是十分棘手的，临床上一定要小心谨慎。我的经验是黄疸之治要循"一止，二降，三稳"的准则，不能操之过急，也不能撤之过速，应遵循循序渐进、稳定长效的原则。其次，扶阳温肾法是治疗某些重度黄疸的有效方法，大家需要引起重视，但也不要"草木皆兵"，不要"动辄重剂"，尤其是对于危重症的肝病患者，诊治一定要做到恰如其分。

二、中医临证

徒问：肝病临证时往往会有先入为主的临床思维，那么如何打破这种定式，应用中医思维方式，从而充分体现中医肝病临证的特色呢？（徒：张斌，上海曙光医院肝科原副主任）

师说：这实际是中医和西医不同认知观在临床诊疗中的碰撞形成的。中医基本特点是整体观念、辨证论治，西医是局部、分析、具体的病，在肝病诊疗中各取所长，并发挥中医临证特色，这种思维模式我们就称为中医肝病辨病辨证观。辨证论治是中医治疗疾病的核心思想和根本手段，辨病施治是中医辨证的必要和有益补充。首先要坚持辨证与辨病相结合，慢性肝病往往证型交错，病机复杂，因此辨证处方首先要分清主次，多法并用。对于慢性乙型肝炎辨病辨证的同时必须考虑"病""期""证"的动态变化。辨肝之病，参以病因、病期、程度、理化检查等；辨肝之证，参以中医四诊，病与证合参，仍不失中医辨证论治的精髓和基石。例如慢性乙型肝炎的发生和演变复杂，作为病的概念，乙型肝炎病毒感染后往往会经历免疫耐受期、免疫清除期、活动进展期，再结合传统中医"证"的理念，辨病与辨证结合，常见病证规律：初多湿热内蕴、脾虚肝郁，治以健脾化湿、清热解毒、兼以疏肝活血；随着病情迁延，肝脾肾渐伤、气滞血瘀，当以补肾实脾，兼柔肝活血；病至后期邪毒久聚、耗气伤阴，终致肝肾亏虚，固以养肝补肾健脾、兼祛余邪。

慢性肝病之治还当着眼于"变"，病变、证变、症变，除扶正祛邪之大法不变外，辨证处方用药，包括主次剂量等也必须随证而变。要"变"出更佳的疗效，同时在不断的变化中摸索和总结其规律，这就是我常常提到的"理、变、简、验"的学术风格。

徒问：临床实践中，在遵循现代医学治疗原则的同时，如何发挥中医优势，中西医两种思维如何分辨，中西医如何优势互补，从而避免造成"不中不西"的临床乱象？（徒：聂红明，上海市中医医院肝科主任）

师说：这确实是目前中医临床普遍存在的一种现象。实际上这里存在一个概念混淆问题，即中医肝病学与现代肝病的中医治疗学是两个完全不同的概念，必须厘清。中、西医学的差异导致对"肝"的定义完全不同,对肝病的认知也就产生很大的差异。而临床上,若不厘清两者的区别,临床医生极容易造成思维混乱,形成不中不西的"中西医结合肝病"。若是基于中医概念的肝,以研究肝气血阴阳的异常和肝与其他脏腑之间生理病理关系,治疗上以恢复中医"肝"的生理功能为目标,则属于"中医肝病学"的范畴;若是基于西医"肝"的概念,以研究西医肝病为主要目标,但在治疗方式上采用中医的思维方法,辨病与辨证结合,则属于"现代肝病的中医治疗学"。

凡是临床上出现与中医"肝"有关的疾病,需要从肝论治的疾病,均属于"中医肝病学"的研究范畴,如高血压的肝阳上亢、慢性胃炎的肝脾不和或肝气犯胃、妇科病的寒凝肝脉、慢性乙型肝炎的肝胆湿热等;而以研究西医解剖上肝的结构和功能异常的疾病,如病毒性肝病、免疫性肝病、先天性肝病、肝肿瘤等,属于现代肝病学,这些肝病也可以采用中医的辨证论治进行中医治疗,如补肾法治疗慢性乙型肝炎、化瘀通络法治疗肝硬化、解毒散结法治疗肝肿瘤等,均属于"现代肝病的中医治疗学"。因此,中医肝病学与现代肝病的中医治疗学是两个完全不同的概念,临床诊疗过程中容易混淆,造成诊疗思路上的混乱。厘清两种思维,有助于更好发挥中西医学的各自优势,实现真正的"1+1>2"。

临床上可以根据实际情况采用合理的方法治疗肝病,如中医与抗病毒药、中医与抗肿瘤药,以及抗炎保肝药的联用,对于缩短病程,提高疗效肯定优于单用西药或中药。这并不有违中医的基本原则,也不违背现代医学的理念,不必要也不应该加以武断和片面的指责或否定。当然,这不但在肝病,在整个中医药学和现代医学体系中还没有达成共识,我想把这些争论留给后人去解决可能更加实际。

三、中医科研与对外交流

徒问:中医肝病科研重点应做什么,如何走出国门进行交流。(徒:高月求,上海市名中医、上海曙光医院副院长)

师说:中医肝病的科研,应着眼于肝病治疗的难点和重点问题,以突出中医药诊疗的优势,明确中医药作用成分、作用机制和提高疗效为主要目标。譬如,慢性乙型肝炎临床治愈率低、难以逆转肝纤维进程和阻断肝硬化进展为肝癌、肝癌复发率和病死率高等诸多临床治疗难点。我们在倡用"从肾论治慢性乙型肝炎"学术观点的基础上,通过连续承担"六五"至"十三五"国家科技攻关项目和近

30项国家自然科学基金项目研究发现,以"补肾法"为基础的系列方药可通过控制炎症、调控免疫、保护脏器等环节,提高慢性乙型肝炎的临床治愈率、肝纤维化、肝硬化逆转率,降低原发性肝癌的发生率、术后复发率和病死率,并建立以补肾法为基础的中医药分阶段论治慢性肝病,阻断"慢性乙型肝炎—肝纤维/肝硬化—肝癌"的疾病链,初步探索出疗效明确、部分机制清楚、可推广应用的临床干预方案。

中医肝病的国际交流应坚持"引进来"与"走出去"相结合。"引进来"要善于引进国外先进的观念、技术和人才,依托上海国际化的平台,与国外一流院校、研究机构建立长期、稳定的合作关系,邀请国外同行业的专家学者进行学术交流,探讨如何用现代生物学技术阐释中医药临床疗效的机理,突破中医药现代化研究的瓶颈。"走出去",一是围绕肝病研究难点和热点,派遣临床医生和专职科研人员外出学习,培养一支高素质高水平的中西医结合防治肝病的骨干队伍;二是要善于运用现代医学的科研逻辑和科研技术的语言,描绘中医肝病的蓝图,讲好中医防治肝病的故事。将中医药防治肝病的科研成果通过学术期刊、国际会议展示于国家平台,提升国际认知和影响力。

四、经典学习与人才培养

徒问:有的医生只看方书,有的老师建议研读中医经典,您还建议我们多读传统文化典籍,传统文化与中医有什么关系吗?(徒:范兴良,上海市中医医院感染办主任)

师说:首先要知道的是医学的历史不仅是人类不断认识自我(主观),也是不断认识自然(客观)的历史。几千年来的中医不是孤立的,但它的发生和发展都是深深根植于传统文化之中的,是中国传统文化的一部分,也是中国传统文化的代表。

首先,中国传统文化是中医的根,也是中医的灵魂。正因为有中国传统文化的滋养,所以中医才有坚实的基础,历经千年不衰,成为独立的医学体系,若没有中国传统文化的根,也就没有中医理念的源头。中医学的很多观点和基础理论都是来自传统文化,如天人相应,阴阳之道,五行生克等,学习传统文化既能提升人文素养,又可加深对中医学的理解。其次,传统文化思想可启发治疗思路。儒学经典《礼记·中庸》中的"和"对临床就有很好的启发。原意是讲喜、怒、哀、乐的情绪表达符合节度叫做"和",虽说是情绪上的"和",表达的却是一种不偏不倚的平衡状态,这也是中医学治病所追求的"阴平阳秘,精神乃治"的境界。另外"和"法也是临床应用最广的一种治法,戴北山说"寒热并用之谓和,补泻合剂之谓和,表里双解之谓和,平其亢厉之谓和"。在治疗肝病方面,我喜欢用当归,其具有活血养血的作用,我称其为"和血"功效。现在的人喜欢熬夜,喜欢看手机,耗伤肝血,肝病易瘀,一味"和血"的当归可解决肝病常见的两个病理现象,另外还有调经止痛的作用,女性肝病患者更为合适。

纵观历代名家,无论在中医学或传统文化领域,两者都有较高的造诣,如付青山、徐灵胎、梁启超、章太炎等。有的医家喜读方书,这是中医的"术",很多老师推荐的四大经典是中医的"道",中国传统文化也是"道",历代中医文献中论述中医药防治疾病的方法,也就是所谓的"器"或"术",二者不可偏废,光学术而不明道,不可能学好中医。只有道术兼攻,以术悟道,以道养术,才能提升中医素养,提高中医临床疗效。中医的疑、歧历史弥久,由于主、客观的诸多原因,中医药经典中,有的内容对后世医者也带来一些疑问和困惑,漏、伪、讹等弊病不在少数,甚至有的对中医药基本理论也提出了挑战,虽然是学术之争,但事关人命,必须引起重视。读经典是必不可少的基本功,但是也要实事求是。我对经典的态度:① 找到出处,避免谬误;② 认真推敲,力求甚解;③ 效为准绳,明辨曲直。

徒问:老师您培养了不少优秀的中医专家,如何培养出守正创新的新一代中医人才,迫在眉睫,老师谈谈您的体会?(徒:刘华宝,全国名老中医、重庆市中医院肝科主任)

师说:在培养中医肝患者才的过程中,我的核心理念是因人、因时制宜,在培养的过程中需要坚持,传承与创新接轨,临床与科研并重。此外,不仅培养出能用中医药治好病的中青年中医师,还要向普通老百姓推广与普及中医肝病知识,提升普通大众对中医学的认知度。

首先"因人制宜"是指根据不同层次的人才,指导制定适宜的培养方案和培养目标。如对于基层医生和骨干中医师,其承担的职责和社会任务并不完全一致。需要根据自身需求和学科发展制定计划,以期为中医肝病培养下一代的接班人"因时制宜"的"时"指的并非时间,而指时代。如何与时俱进,改进传统跟师,甚至人专本科教育培养的方法以适应新时代的需求是需要探究的,如:随着信息技术的革命,大数据的发展,中医信息技术人才尚存在较大的缺口,培养新一代的信息人才,以提前部署未来中医的创新或改革是当下中医药界需考虑的重点。其次,中医学具有悠久的历史,其临床疗效被千百年证实,中医不仅是文化的一部分,也是科学的一部分,但中医的发展不能依靠高喊口号,而需在科学的基础上,用科学的方法证明中医的有效性、经济性、进步性。中医是发展的,需要不断创新,继承与创新的概念需要深化到人才培养中。而中医不仅需要培养临床应用型人才,也需要重视培养科研型人才。临床是救命治病的基石,而基础科研则决定了未来的发展。

培养中医学人才是中医人共同的历史任务。为师者尽我所能,诲人不倦,要有不怕学生会只怕学生不会的胸怀;为学子者勤学为思,虚怀若谷,不断汲取知识,积累经验,提高水平,要有"今日甘作学子,他日当为人师"的抱负,力求早日成才。培养人才不是一朝一夕或纸上谈兵之事,古人曰"人才之盛衰,其表在政,其里在学",关键是继承与创新。展望未来,中医不会后继无人,而是青出于蓝。

五、中医肝病流派和区域中心建设

徒问:您认为如何加强中医肝病流派的建设?(徒:祝峻峰,上海岳阳中西医结合医院肝科主任)

师说:从古至今,中医学的发展以流派纷呈的特殊表现形式存在、衍变和精进。随着时代的变迁和历史的沉淀,临床及学术得以传承和发展,中医各流派在争鸣与渗透中不断完善,临床疗效得到提高,代表性的流派传承人才不断涌现,形成了较完善的中医流派传承各家体系。从国家中医药管理局对中医流派的定义来看,目前国家局设置的 60 多个流派工作室主要集中在内科、伤科、妇科、儿科等流派,到目前为止,尚无专门的肝病流派。仅有很小部分肝病分属于内科流派的分支。但百余年来还是涌现了如关幼波、康良石、徐经世等有代表性的人物,同时随着中医肝病发展及影响力的增大,已经设置了独立的肝病专科,在这种背景下,趁着还有一批中医肝病老专家健在,为挖掘发扬独立的中医肝病流派,由国医大师徐经世教授和我本人于 2014 年联合倡议发起,10 多个省份有中医肝病流派特色的省市级三甲医院自发组织成立了全国中医肝病流派联盟这个非官方民间组织,形成了中医肝病流派的基本架构。

近年来,依据不同区域的特色学术和临证模式进行了全方位的梳理,力求团结全国各中医肝病学术流派传承研究的优势力量,以中医肝病流派研究联盟为依托,系统整理了全国大部分省市地区中医肝病的流派,以各区域代表性流派传承人物为核心建立流派传承团队,围绕流派建设进行了持久的临床实践和深入的基础研究、整理名医、名方、名药的流派学术思想及转化创新。同时,每年定期举行全国中医肝病流派联盟会议,坚持多种流派包容兼蓄,相互交流,不断优化,将能反映学术特色的中医肝病流派精华总结整理,已编写成《黄疸》《积聚》《胁痛》《膨胀》的全国中医肝病流派研究联盟系列专辑丛书。与此同时,联盟积极促进各流派的人才培养及交流,增进流派间学术交流与技术合作,探索解决中医肝病领域的普遍性和重大临床问题,已经得到中医肝病界的认可。

中医肝病流派的建设需要我们中医肝病工作者本着对历史和未来负责任的态度,主动承担中医肝病流派工作,更需要可持续的发展模式和传承培养。各流派和港、澳、台及国外有特色的中医肝病流派保持互派互访、交流学习,开展流派名医名方现代化和创新性的研究和积极的国内外交流,是颇为重要的道路。

徒问:如何提升中医肝病区域中心建设,打造特色名片?(徒:孙学华,上海曙光医院肝科主任)

师说:一是以传承创新为基础。在继承"扶正祛邪、中西结合、防治兼顾"和"补肾为主、清化为辅"治疗慢性乙型肝炎、黄疸辨治、内外治结合等重要学术特色的基础上,通过国家科技重大专项等课题,进一步形成补肾健脾为主治疗慢性乙型肝炎、肝硬化、肝癌等系列临床方案及方药,解决慢性肝病治疗难点问题。推动建立系统评价中医药治疗慢性肝病远期疗效的创新体系。

二是以临床疗效为抓手。围绕病毒性肝炎、肝纤维化、肝硬化、肝癌、脂肪肝、自身免疫性肝病、药物性肝损害等优势病种,设立亚专科,建立肝病亚专科诊疗团队,积极开展相关临床研究,证实中医药疗效,阻断慢性肝病"肝炎-肝纤维化、肝硬化-肝癌"的演变进程,制定可推广应用的中西医结合诊疗方案和临床路径,力争"面上推进,多点开花"。

三是以人才、技术为支撑。建立全方位、立体式、差异化的人才队伍培养体系,着重开展高端学术引领人才、临床技能人才、临床传承人才、交叉研究人才的培养工作。通过建立涵盖慢性肝病常见疑难、急危重病种诊断和治疗所需的现代技术,提高肝病科疑难危重病例收治比例和抢救成功率。

四是以临床转化为突破。目前已形成巴菟补肾颗粒、石军颗粒等 8 种曙光医院院内制剂,拥有 8 项肝病治疗相关专利和 3 项中药复方转化。应进一步依托相关课题,加快临床有效中药制剂的研制和开发,通过与高校、企业合作,为中药临床新药的申报奠定基础。

五是以惠及区域为目的。诊疗模式方面,建立和完善以慢性肝病优势病种及疑难危重病例的三级联动、双向转诊医疗新模式。曙光医院肝病科牵头制定了多种慢性肝病的中医诊疗方案、临床路径、专家共识、诊疗指南，建立了中医医疗技术规范（肝病特色诊疗技术），可通过区域中心联动、举办学术会议、进修、培训等手段加以推广，提升区域肝病诊疗水平，惠及更多患者。

六、中医药疫情防控体系建设

徒问： 疫情防控体系建设，中医药如何作为？（徒：扈晓宇，四川省名中医、成都中医药大学附属医院感染科主任）

师说： 当前，传染性疾病仍然是威胁人类生命健康、影响经济发展和社会稳定的重大问题，无论是2003年的非典型肺炎，还是近年来的甲流、埃博拉、中东呼吸综合征、鼠疫以及2019年底以来的疫情，无不表现出"牵一发而动全身"的破坏性和影响力。

近年来，国家对中医药疫情防控体系的建设十分重视：2021年8月国家中医药管理局办公室印发的通知中就明确提出，"切实提高中医药应急和救治能力特别是疫病防治能力，做好中医药深度介入疫情防控救治准备"《北京市中医药条例》和《上海市中医药条例》均要求发挥中医药在传染病防治中的作用，并要求政府举办的二级以上中医医疗机构应当按照标准建立感染疾病科。

中医药学的发展史就是一部抗疫史。据史料记载，汉代以来共经历300多场抗击瘟疫流行的斗争，几乎都是靠中医中药赢得了胜利。疫情发生以来，中医药在阻断疫情蔓延、降低重症转化率、降低重症死亡率、出院后早期康复等多方面发挥了重要作用，成绩是显著的。未来应当以我国大力推进中医药高质量发展为契机，强化中医传染病学科建设为抓手，以助推优质中医药服务供给、中医药科技创新为目标，发挥我国集中力量办大事的体制优势，不断推进我国中医传染病防治事业。

首先，建立"平战结合"的中医传染病医疗基地刻不容缓。在重大疫情来临时，如果没有专业的、规范的中医传染病医院，就不能及时、有效地开展中医防治传染性疾病的诊疗工作。具体方面，一是建立中医传染病医院，或依托有条件的三甲中医院，在院内建立独立的感染病（传染病）楼；二是中医传染病医院要参与日常的传染病诊疗和重症传染病的收治，其设计与建设按"传染病医院建筑设计规范"进行；三是人员编制由各省、市给予一定的政策支持，要突出"平战结合"，规范化建设和物资贮备纳入政府经常性预算。

其次，建立省级中医传染病研究基地。没有传染病研究基地，就没办法进行长期、系统和高水平传染病防治的研究,也就不能最大限度地发挥中医药防治传染病的作用。

以上海为例,在医疗救治方面,中医传染病研究大多集中在乙型肝炎、艾滋病方向,结核病的医疗及科研,甚少介入。目前上海缺乏拥有 P3 实验室的中医机构,这成为制约学术科研的一大瓶颈。所以要适时建立供中医药研究的 P2、P3 实验室,进行传染病中医药防治药物的评价及新药研发。在研究对象方面,中医传染病研究并不限于中医治疗肝病、艾滋病、流感、结核病等疾病。对于突发、新发传染病的防治工作,从临床、科研和药物研发方面都要有全面的规划和布局。

最后,加快高水平的中医传染病学科人才培养,建设有实践能力的专业队伍。在抗击疫情中,中医传染科人才严重缺乏,全国肝病科人员成为传染病一线抗疫人员,或者由其他学科"客串",这无疑在一定程度上制约了临床疗效的进一步提高。因此,培养专科人才是振兴中医传染病事业的关键,建议加强中医传染病重点学科建设,进行中医传染病学科临床人才的实战化培养;同时开设中医传染病学等相关课程,使学生们系统掌握传染病防控的专业知识,为未来中医药抗疫做好人才和技术储备。

七、结　　语

徒问:您从医半个多世纪,请对您自己的主要工作作一个简明的评估。(徒:祝峻峰,上海岳阳中西医结合医院肝科主任)

师说:回顾数十年的医学生涯,读了不少书,诊治了很多患者,做了好多的科学研究,也培养了一支素质水平都不错的学术梯队,但是总体来看还远未实现自己的夙愿。从开始作为中西医结合防治肝病专业的医师起,我的目标是想在提高肝病的疗效和水平方面搞出某些特色和创新,培养出超过自己的中青年医师,为中医药防治肝病领域赢得更多话语权。但现在看来,离这个目标还有很大的差距。分析这里面原因,有客观的,也有主观的。但无论如何,自己尽力去做了,也取得了一点成绩。应该可以足慰平生。

我特别期待后来的年轻人,包括参与这次对话的优秀弟子,只要条件许可,发愤图强,离上述目标就会越来越近。孟子云"达不离道",意思就是砥砺前行,必能登顶,希望你们努力。

徒问:这次师生对话我等受益匪浅,请老师谈谈中医肝病的发展与方向。

（徒：高月求，上海市名中医、上海曙光医院副院长）

师说：自发现乙型肝炎以来，中医药与之斗争了半个多世纪，说实话在这长期的历程中，我们有成功与经验，但也有失败与教训！就个人认为攻克慢性乙型肝炎和其他慢性肝病还有很长的路要走，对于2030年治愈乙型肝炎还是会产生疑虑。事实上，我认为在未来的几年内，这是不能达到的目标。

对于中医药防治慢性肝病，个人认为今后的重点，首先，要放在中医肝病发生机制方面来研究，不搞清楚这点，短期内难以达到防控的要求。其次，是开展大规模符合科学原则和方法的临床研究，包括治则、治法、用药、诊治指南或临床途径等。可以回顾这几十年的经历，进行一次较彻底的梳理分析，肯定经验，纠正弊病，理顺这条未来成功的通道。其三，加强培养中西医结合治疗肝病患者的人才，只有通过中医和中西医结合的思路和方法，才能实现攻克慢性肝病的目标。最近十几年的时间，在治疗乙型肝炎方面还没有更加有效和治愈的西药，即使有了新药，还有许多不可预测或解释的问题，所以中医药必须挑起这副重担。我相信中医药和民族药是值得开发的领地，虽然难度极大，就像研发青蒿素那样，一旦成功，即可填补新的空白。其四，加强现有中西医防治肝病队伍的团结协作，虽然这方面做了不少工作，但仍未解决两张皮的现状，除了专业人员队伍本身需要努力外，也要借助外力，包括行政措施来解决目前存在的难题，不要再争论中药或西药孰优孰劣，孰重孰轻，只要能取得疗效，就应该不分中西，一律尊重。如果中医和西医真正协同起来，为共同的目标而努力，相信可以缩短我们攻克肝病的时间。

总之，攻克慢性肝病是一项艰巨的任务，不能盲目乐观，但也不能失望悲观。躺平是没有出路的，一定要有所作为，坚忍不拔，在与疾病斗争的过程中，最后胜利必定属于人类。

杂想短文

《曙光医院志》前言

曙光医院前身为四明医院,创建于1922年。七十三年来,医院历经了创办、发展、合并、扩建的几多历程,在上海市卫生局和上海中医药大学的领导和关怀下,迄今已成为拥有600张病床,1 100多名职工,科室齐全的综合性中医院。1993年被评定为三级甲等中医院和全国示范中医院,列为上海市十大综合性医院之一。

院志忠实、全面、历史地记录了七十三年来医院组织机构,人事变迁和医疗、科研、教学、管理等方面的概况,所收集的资料经过许多长期在曙光医院工作的同志的反复核实,因之是可信可靠的。从院志中所反映的内容,可以清晰地看到医院数十年发展的轨迹及其累积的成就,而且从曙光医院的历史也反映了我国中医事业发展的一个侧面。当我们读完这部院志,即可较完整的了解医院的过去和现在,并以史为鉴,从中得到某些启迪,进一步激励全院同志努力争取更加光辉的未来,这也是编写院志的目的。

今天,当我们面临高耸的大楼,各种荣誉和成就之时,我们十分缅怀曾为曙光医院艰苦创业和不断发展而呕心沥血,奉献毕生精力的老一辈同志,不论是历任党政领导或是医务人员,都是难能可贵的铺路石,正是由于他们卓有成效的工作,为医院发展奠定了牢固的基础,才使曙光医院成为国内知名度较高的中医医院。虽然,这已经成为历史,但是我们仍要向他们表示感激和敬意。

　　历史只能代表过去,当前中医事业在党的中医政策的指导下,正向着更高的目标发展,经济体制和医疗保健制度改革的不断深入,对中医院提出了新的要求,我们必须主动适应形势的发展和社会的需求。加强内涵建设,提高医疗质量,加速人才培养,发展中医学术,搞好精神文明建设;把我院建成国内一流、国际知名的现代化综合性中医院是摆在我们面前的一项光荣和艰巨的任务。每一个"曙光人"都要以此为重任,继续发扬数十年来形成的曙光精神、风格,团结奋进,永不自满,继往开来,勇攀高峰。放眼未来,任重道远。我们相信,经过全院同志的不懈努力,一定能够实现既定目标,以崭新的姿态跨入新世纪,真正无愧于时代,无愧于人民。

　　最后,在院志的编写过程中,得到了上海中医药大学、我院许多离退休干部和有关人员的支持和帮助,编写组的同志为此付出了艰辛的劳动,使这部院志能够顺利完成,如期付印,在此一并表示谢意。由于编写人员的人力、时间和条件所限,院志存在的不足之处在所难免,我们准备以此为基础,今后每隔几年修编一次,使之成为永久保留的曙光医院的历史见证。

一九九五年十月

补记

　　这是我担任曙光医院院长第二年组织有关于同仁编写的第一本《曙光医院志》,虽然事隔近三十年,且之后又编写了几册曙光院志,内容更加丰富,质量更佳。但由于这是我院第一本院志,曙光医院是由原两所市级中医院和西医院合并而成的上海中医药大学第一所附属医院,我有幸成为第一位非中医专业出身的院长,所以还有一些特殊的意义。以史为鉴,前行不怠,故趁点墨散谭续集付印之机,收进此文,作为一份参考资料。

二〇二二年十月

《从游阁》记

甲午年秋,适逢曙光医院肝科成立六十周年,院部扩建肝科大楼,拟增设名中医工作室。欣喜之余,聊作陋文记之。

中医药历经数千年,迄今仍为中外学界称颂乐道,个中缘由,无须赘言,惜乎所存缺憾,亦属不争之实。国家中医药管理局创办之老中医学术经验传承工作室,乃继承弘扬中医药之善事,功在当代,利在千秋。虽难令仲景、华佗再世,然必能使岐黄中兴。窃喜老朽生逢其时,伏枥老骥,犹可扬蹄。随师门生皆为余之高足,均已学有所成,倘能持之以恒,则他日有望修成杏林翘楚。余愧为导师,当不负众望,竭尽绵力,欲借斗室小屋,权作师生读书论文,育人传艺之地,知而授,述而作,冀达教学相长,渔鱼兼得。复求其名实相符,遂题名曰"从游阁"。前蒙已故国医大师任继学老指点,阁中所收自先秦至今之中医经典及余历年所集之书籍,多为肝病诊治之必读名著。按年代、作者、书名分类排序。择读之后,每得温故知新,解惑释疑之乐。余从医五十余年,深悟"好学善思成才,博而有方成功"之理,时以此铭,与众共勉。若锲而不舍,一以贯之,则馥葳杏林,岐黄重振定当有日也。

二〇一四(甲午)年九月初五

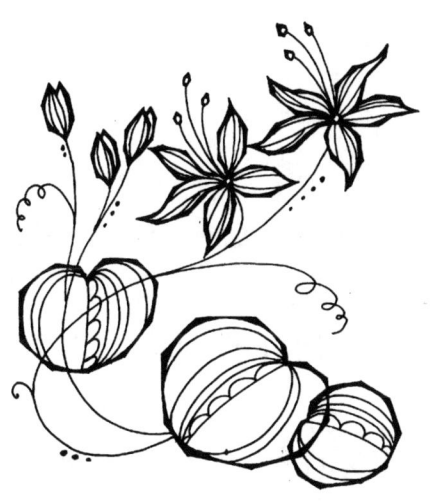

我心目中的国医大师

古代文人学者凡有突出成就或突出贡献者,当代或后世会冠以"圣""贤""大师"等不同称谓。一则肯定他们的水平,二则宣扬他们的业绩,三则为后代树立学习的楷模。孔子被尊称为"万世师表",流传华夏数千年。

历来各行各业都有其代表人物问世,其中不乏一些大师级人物,他们都有共同的特点,一是在某事业领域独树一帜或自成一家,二是培育出到头来能够传承或弘扬本专业的后继人才。不管如何,都达到了实至名归,当之无愧的标准。正因为天、地、生、数、理、化、文、史、哲等学科领域拥有这样或者那样的"大师",才能使这些领域的水平不断地创新和发展,谱写成一部伟大的人类文明史。

中国医药学是中华文明的最具代表性的精粹。从古到今,不但为中华民族的繁荣强盛发挥了基石的作用,而且正在和越来越对世界文明和人类健康产生巨大的影响。而在这一漫长的历史长河中,无数名见经传的国医大师无疑是先行者和引领者,且不说上千年的名中医,即使近代和现代也有这样的大师,可以大书特写一番,成为中医界的标兵。迄今,国家中医药管理局评选的国医大师将近百位,惜乎有的已经作古,他们之中拥有值得尊敬和学习的榜样,并且还在为中医药的传承和创新发挥积极的作用。

在我心目中的国医大师不少,重要的标准是"德艺双馨""名符其实",这也符合"德才兼优"的原则。有了名声和成就,就有可能赢得大师之名。但是要获得国医大师的光荣称号,还有其他方面的要求和条件。也正因为如此,有些名不见经传却有真才实学的中医人不大可能甚至不可能获此殊荣。不过在我看来,大师的认可应该在同行和病家的心中而不是口上。以上海的已故的几位国医大师而言,裘沛然、张镜人、颜德馨、石仰山,不论在中医事业甚至在中华文化的其他领域都是公认的翘楚。论德论才,为人为医,都足以令人敬佩、乐于称道。这就谓之当之无愧、值得后世赞扬。不过真正令我难忘的中医前辈并非仅此几位,虽然自己属于半路出家,改换门庭,成了中西医结合医师,但是有几位上海的名中医是我永远铭记的,至今仍然激励自己不断学习和进步。

姜春华教授,原华山医院中医科医师,后调入中山医院工作,我在与他临床接触过程中都深得教诲,受益匪浅。除了深厚的中医基本功外,姜老不拘成规,敢于创新。最早在温病的防治中提出截断疗法,挽救了不少重病危症。姜老力主中西医结合,培养了我国第一代的中西医结合专家沈自尹院士,也已作古,留下了很多总结毕生经验的著作,最重要的是他的治学教人之道。当时中医界很多研究生都邀请姜老参加论文答辩,姜老每每详细审阅,中肯点评,指出不足和修正之处。而难能可贵的是,他常先把研究生叫去,当面告知论文的缺点和修改的意见,而在答辩会上,姜老从不吹毛求疵,横加否定。这种做法既提高了研究生的学术水平,而且也不影响答辩结果。不但使研究生受益,也使研究生导师得到了一次学习的机会。之后在我作为硕博导师的过程中,也借鉴了姜老的做法。

原上海中医学院院长,中医儿科专家王玉润教授秉承中西医结合,很早运用中西药治疗儿科疾病,疗效确切,同行皆知。二十世纪五十年代又开中医治疗血吸虫病之先河,在我国血吸虫病防治中做出巨大贡献,并为中医药抗纤维化、肝硬化防治奠定了基础,开拓了新路。

曙光医院原中医内科主任刘鹤一医师,深得仲景之法,临证处方用药精简、精确,一般每张处方药物不过十味,七贴之后每多见效,故有"刘七贴"之名。1973年我因上消化道大出血伴休克,院方已发病危通知。刘老查房,摸过趺阳脉后,曰"病可治,命可保。"果经其调治而瘥。

我的导师夏德馨教授,世医之家出身,十三岁登堂接诊,数十年来在中医肝病防治领域成绩斐然,"苦寒法清热解毒""透热转气挽逆势""救急三宝治神昏""顾护中州愈肝病"……都是夏老经验之谈,虽不说效如桴鼓,但确实救人无疑。

外科名家夏少农教授,也是中医世家出身,夏氏外科的继承人。治外科疾患,医理透彻,用药独特。自二十世纪七十年代率先应用"益气养阴法"及经验方治疗甲状腺疾病(甲亢/甲状腺结节),并且开展了实验研究,因此获得卫生部(现卫健委)科技成果奖。几张秘方疗效极佳,如"祛斑方""消瘤方"等,可惜限于当时的条件,未能研制成新中药,但有此勇气,实属不易。

以上几位都是我所见所闻,而且曾跟师学习的前辈,虽然均已作古,但是在我心中,他们才是没有大师头衔的国医高手。类似的前辈还有很多,当然放到今日,能否评上国医大师,那就不得而知了。我以上所举的例子,绝无对任何国医大师存有半点成见或不恭之意,但是想说明一个观点,任何事物、任何个人,都要经得起时间的考验,都要有公认的口碑,否则无论推荐的、选拔的、评议的甚或授予的,都不大可能在历史上留下足迹和记忆。

　　归结起来,我辈中医人真正需要的,不单是大医精诚,还需要大师精神。我们的国家需要有更多的国医大师,因为他们真正能够为中医药的振兴做出卓越的贡献。从这点意义上说,希望能有更多的较年轻的中医杰出人才登上中医舞台,并且带领一批中医骨干。苦练"唱、做、念、打",力争青出于蓝,而不是仅仅作为偶像。唯有这样,岐黄之术才有日月同辉、与世永存的未来。

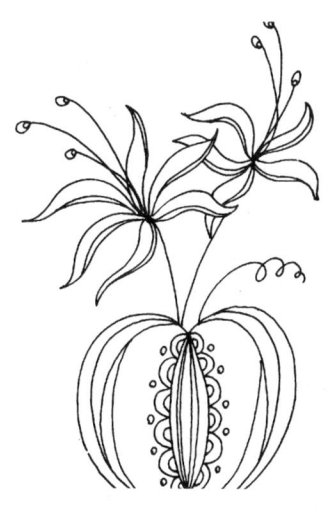

重游马鞍山

今岁五月,趁至马鞍山参加长江沿江八市高峰论坛之机,偕老妻共赴其工作、生活了十五载的旧地。距今阔别四十五年,早有故地怀旧之心,虽二人均已耄耋之龄,仍有少年向往之情,短短二日之行,既了却多年夙愿,更感受到祖国发展之迅速。真可谓感慨万千,不虚此行。

从上海站乘高铁出发,车行 2 小时即过南京抵达马市,沿途所见,绿色连绵,砖瓦所建农舍成片。忆四十年前赴马往事,真有天壤之别。当年从上海出发,4～5 小时抵宁,半夜在南京市等候数小时,再转乘赴铜陵之客车,约 2 小时始抵目的地,沿途均是农田或荒土,所见之农舍破落不经风雨。当地车站极为简陋,连遮雨挡风之地亦少,而今之马鞍山南站,外观与其他大城市火车站相似,宽敞明亮,设施齐全,印象之中,较当年南京新站更好。出站后乘车赴马市最高建筑金鹰酒店,楼高 50 层,我们住宿 39 层居高临下,周围都是新建高楼,新建城市之主干道以及中心城区之绿化彻底改变了二十世纪七十年代马市的形象。晚上远眺窗外,路上车水马龙,高楼流光闪烁,远非四十年前漆黑一片的情景。两位老人久坐窗前,共忆旧时往事,心中涌现的只有两个字"变了",真的变了。

此次赴马,其实最希望的两件事:一是重访老伴工作和居住的旧址;二是访视她的老同事。次日,特地到原马鞍山钢铁公司寻找原钢研所。由于变化太大,无从找起。幸遇一位青年工程师,得知退休老人来城造访,非常热心地帮我们找到了原来的工作单位。瞻仰了毛主席视察的车间,还参观了她当年工作过的实验室,物是人非又多一层感叹。我们在1964年建成的原钢铁研究所大楼前合影留念,应该说这是一张很有意义的相片。本想探访老同事,但是原来的住处已经拆成平地,另建新楼,邻居均不知去向。可能大多已然作古,又无查询之处,只好作罢,算是一个遗憾吧。

第二天上午,到采石矶风景区瞻仰太白纪念馆。此地印象颇深,环境设施改善不少,风景较前更美。这是国家4A级旅游名地,也是当地的名片。假如李白能够看到今日的马鞍山,恐怕又会写出许多脍炙人口的诗作。晚上到安徽"水文化"的代表"翠林水城"去洗了一次澡。门面的确可观,98元的门票可以包吃包住包玩24小时。难怪到周末,客满为患。据称,此处吸引了不少江苏及外地游客,"水文化"可谓名不虚传。

走马灯似重游了马市,可能只是冰山一角,马鞍山市作为首个全国文明城市,以诗城钢城扬名,而今已成为安徽省主要城市之一,对于曾经为马市的建设和发展做过小小贡献的一名技术人员,应该为此感到骄傲,也许此次马市之行,感受最深和收获最大的是我的老伴——一位马钢女工程师。

诚然,四十五年前,我们的家也曾有许多令人心酸和烦恼的往事,但是,这已经成为过去。比起现今的城市发展,真的不值一提。返沪途中,赋成七律一首,权作重游故地的抒怀。

妻儿寄居十五年。辛酸往事不堪提。
离别马市四十载,几度梦游采石矶。
四十五年惊巨变,物变新貌人已非。
诗仙泉下若有知,不悔长眠此福地。

在美国,吃臭干

我是宁波籍人,平素喜食咸鲜,对臭干也情有独钟。除绍兴咸亨、湖南长沙等名城,每当到外地出差,凡有油汆臭干处都要尝一尝,平时在单位食堂用餐也从不错过。

记得十多年前,随团赴美国考察学习,某日下午活动结束后返回酒店,一下车即闻到一股特殊的"香味",原来是从远处飘过来油汆臭干的气味,身不由已地循着这股气味前行,走了二条马路看到一家华人开的小吃店,招牌是"上海臭豆腐干"。店面虽然不大,只有三张小桌沿墙而放,但在柜台前却站了一排等候外卖的顾客,看着油锅里沸腾的臭干,闻着冲鼻的"香味",不禁垂涎欲滴,加上临近晚餐,顿觉饥肠辘辘,真想马上吃到嘴里为快。华人店主会说普通话和沪语,据说来华府生活已有十几年,这几年来和家人一起开了一家小吃店营生,臭干是小店"招牌"之一,生意很好,顾客络绎不断。他的臭干按"块"计费,一块(paid)大约有 10 厘米见方,每块 2.5 美元(当时制作方法和国内的一样,但油炸时切成小方块,每粒如麻将牌大小)。我买了 2 块,装了 1 盒(像肯德基装的盒子那样),再买了一瓶饮料。步行回到住处,蘸着辣酱和醋,把油氽臭干当作了晚餐。在万里之外的美国,品尝家乡的特色,心中别有一番滋味。

说实话,当时没有仔细品味一下中国和美国臭干有无差异,至少味道差不多,说明在美国的臭干的口味和国内相似,不过猜想,恐怕吃臭干的多数还是华人。无论如何在美国的洋食世界,中国臭干能有一方市场,可见中国食品在异国亦有一席之地。这件事情已经过去十数年,但当时情景仍记忆犹新。

关于臭干的评价,有不同的说法,有的说不卫生,有真菌危害多,对健康不利。也有的认为食用真菌无害,豆制品营养丰富,到底如何理性判断,反正我认为少吃无妨,多吃不宜。

写到这里不禁回忆起儿时的情景,当时在读小学,每日下午四时总有一位六旬老翁挑着一副担子,吆喝着"臭豆腐干～啊"。我总是到他那里买几块当点心吃。不论刮风下雨,他都会准时到我住的弄堂里做生意,直到我搬到新的住处便没有再尝到他做的臭干。那时在上海的小马路,有不少有卖油氽臭干的,顾客也不少,可惜现在几乎见不到了,也许是油烟味和"臭味"太重,影响环境卫生,所以不允许经营了。只是对于喜欢这一口的吃客,少了一样美味。

其实说开去,不论是臭豆腐或山珍海味,归根到底,视其是否受人欢迎,何况"萝卜青菜各有所爱","百货中百客"都是一样的道理。油氽臭干既有其悠久历史,又有众多"粉丝",虽然难登大雅之堂,但自有其独特"身价"。

"闻之臭而食之香",妙哉,臭豆腐!

邓丽君最喜爱的地方

"小城故事多,充满喜和乐……",当这首中国甚至东亚地区很少有人不晓得的歌曲在耳边响起的时候,人们都会想起一位可爱、歌声甜美的歌星——邓丽君。

泰国清迈据说是邓丽君最爱的城市,几乎每年她都会到这里休闲和演出,而每次都下榻在市区的梅坪酒店(Meipin Hotel)。在那里留下了不少美好的故事,而最令人感到惋惜的,这里也是她生命终结的地方。

2015年11月我偕同全家去了清迈,这座小城的确与众不同。简而言之,它既有泰国旅游胜地的风貌特色,现在又增添了些许现代化的城市的色彩。在素贴山上的双龙寺,充分感受佛教的肃穆、宏伟和清净。而在据说是全球仅有的两处夜间野生动物园,乘坐游览车观光时,与动物的近距离接触又增添了许多惊喜。晚上的城市灯火辉煌,琳琅满目,街边排档,美食飘香,又是一道风景。难怪清迈已经成为全球的旅游胜地之一,可谓名不虚传。

那天下午,我和爱人没有与全家一起逛街,而是去了梅坪酒店,这是我向往已久的去处。酒店坐落在清迈市中心区的一侧,环境相对清静,建筑不高,装饰也并非富丽堂皇,但是我们走进酒店之时已经有不少客人坐在大堂等候,他们的目的和我们一样,参观邓丽君住过的地方,追思值得回味的往事。

参观券付费950泰铢(折合人民币约190元),除了参观外,还包括了一份下午茶。先由工作人员陪同乘专用电梯直达15楼,电梯口已有一位西装笔挺的接待人员等候。那天碰巧,只有我们两位参观,所以毫无局促之感。接待员年过五十,彬彬有礼,他领我们进了1502室,也就是邓丽君每次居住的套间。首先请我们观看邓丽君生平事迹的录像,简单介绍了套间的情况后,就让我们自己参观,并且特意告知可以随意拍照。

1502室面积不大,仅有客厅、卧室和卫生间三间。房内也未放送背景音乐,显得十分幽静。客厅陈设简单,但不失高雅。引起我们兴趣的是一张摇椅,据说邓丽君最喜欢坐在这张摇椅上看书,而她的男友保罗在一旁弹奏乐曲,想象一下别有一番情趣。拉开窗帘,远处是清迈著名和最高的佛教圣地——素贴山,邓丽君也常在窗前远眺风景。在客厅和卧室中摆放了一些邓丽君和她男友的照片与小装饰之类。我看了一下她男友的照片,那是一位风度翩翩、相貌堂堂的英俊青年,可惜不知究竟什么缘故最后落得劳燕分飞的结局。关于邓与保罗之间关系的传说很多,据接待的先生告诉我们邓丽君去世后,保罗每年在邓丽君的忌日都会到梅坪酒店献上一束鲜花,然后独自待上一个下午,想来除了对爱人的哀悼之外,更是默默地回忆那些与邓相处的愉快时光。我们在1502室客厅的沙发上请接待员拍了一张合影,作为留念。他告诉我们每天有150~200位客人到此参观,时隔三十年之久,尚且如此,可见"邓迷"或"邓粉"不在少数。更为重要的是,印证了邓丽君的高尚人品和个人魅力。现在除了1502室之外,15楼是贵宾楼,可以接待客人入住。

参观花了约 45 分钟,之后乘梯下楼后到大厅用午茶,一边享用咖啡、水果和点心,一边阅读酒店的介绍,很是惬意。其实邓丽君的名曲《小城故事》中的小城到底在哪里,说法不一,可能是曼谷,可能是清迈,可能是香港,也可能是她的故乡台湾的某个地方。但是不管是哪个城市,只要像歌中唱的那样,就是值得你去做客的"小城"。

这次"梅坪之旅"在我的心中留下了深刻的印象,也算是了却一个夙愿。我欣赏邓丽君的歌声,也钦佩她的人格。作为一名文艺工作者、演员、歌手、舞者,如能在舞台上立足,演艺界成名,必定要有一定实力或绝活,而要成为名副其实的"常青树",更要有高尚的人品和德行。反观近年来的不少"名角"或"大牌明星",昙花一现,江河日下,甚至道德沦丧者屡屡可见,究其根源在于缺乏正确的人生观、道德观和价值观。所以文艺工作者应该举一反三,无论是谁,始终牢记德艺双馨的标准,毕生为之努力。

此番故地一游,物是人非,颇多感慨,聊作对联以表缅怀。

丽质天籁　清音靓容　前无古人　后无来者
君子德行　万人痴迷　英年早逝　永留世间

读《李素伯文集》有感

闭门不出,数日下来似乎形成了新的生活规律,早睡晚起,担忧、安慰、感动、盼望、无奈……各种情绪随节目的内容而变动,当然更多的是希望。开始几天几乎时时要看手机微信,后来听从了有些朋友的建议,每天早、中、晚看三次新闻,既可少花时间,又可知晓可靠的信息。于是多了些时间做其他事情。

居家不出几天工夫,写了几篇短文,对于我这个"半个内行"而言,也是一次很好的学习机会和社会历练。

除此之外,最合适和有意义的事就是读书了。平时虽也喜欢此事,但毕竟没有这么多的时间可以精心的读书和思考,所以真的有了这样好的机会就抓紧时间多看几本书。虽然内心觉得不好意思,医院的同事、各行各业的人们都在工作第一线,自己却坐在家里看书,似乎不大相宜。

到今天为止一共读了几本书,《什么是科学》《爱因斯坦我的世界观》《梁漱溟:东西文化及其哲学》和《李素伯文集》。虽是通读,但都认真划了记号,实际上也表明了自己的观点。读完之后,真的大有收获。虽然年过八旬,说实话仍属孤陋寡闻,尤其是对古代哲学、东西方文化以及现代科学知之甚少或仅知皮毛,所以还真的需要补课。平时除了医学专著之外,喜欢看看闲书,并无限制范围,也无中心重点,只要感兴趣都要涉猎。而且一旦觉得有收获,更加希望浏览其他书籍,真的有些"滚雪球"的味道。近几年来,忽然对写短文发生兴趣,在70岁生日时出版了《点墨散谈》一书,发表了多年的学术著作和30余篇"千字文",内容涉及为人处世、做人做事做学问和自己生活和工作的体会等。虽然无惊人之作,但自觉也有可取之处。因是"业余""新手",当然不能与前辈或名家相比。不过,我想他们也是从无到有、从少到多、从粗到精的过程中走出来的,自然少不了天赋的成分。

我对于小品文的爱好始于《新民晚报》,从知道的报纸副刊栏目中读到了许多的"小品文",字数不多,内涵丰富,文字简练,引人共鸣。去年看到某刊介绍国内小品文研究之第一人李素伯先生所著的《小品文研究》,无论从学术性或体系建立探索上其影响和作用都是非常特殊的(范增批语),而且真想了解小品文的真相,所以特地函购了这本出版于1932年又经两次加工再版的专著——《李素伯文集》。一读之余体会颇深,拍案叫绝,用上海话的一个字评价——"崭"。

《文集》中所载小品文三十余篇,数量不多,但内容都十分精彩,涉及政治、社会、友情、评论等,本文就不一一赘述,但不得不提的是作者所写的《中国现代小品文作家与作品(上、下)》两篇,我认为既反映了作者的文学水平和修养,更加突显了他作为"文人"的高贵品质。文中对近代中国的著名文学家及其作品进行了客观、中肯的评价,观点明晰,褒贬不一,用词贴切,用今天的话来形容可谓实话实说。其中涉及的大人物如周作人、周树人、朱自清、俞平伯、徐志摩、落华生(许地山)、冰心、绿漪(苏雪林)、陈学昭及叶圣陶、郭沫若、钟敬文、郑振铎、丰子恺等,无论何人的作品或小品文,读来都是一种享受,对于当前学术界风行的"捧杀""打杀"、违心之言、官样文章、矫揉造作等不正之风,无疑是一贴清醒剂。说实在话,无论是文学界、艺术界、医学界都缺少真正像李素伯先生那样的"斗士"。

令人惋惜的是李素伯只活了30岁,社会的动荡、环境的变迁、生活的压力使他身体健康受到严重影响,更加不幸的是李先生最后竟死于常见的痔疮,先是外治出血不治,之后输血又染梅毒,终于不治身死,这也不能不说是中国医界的遗憾。

"没有学究味,却有学术含量,它仍然是研究散文的一本有价值的参考书,他留下了精神儿子,而且活力四射,有着永恒的魅力,一个人的人生能如此,足矣。"这是书中序言的话,希望大家能够读一下这本好书。

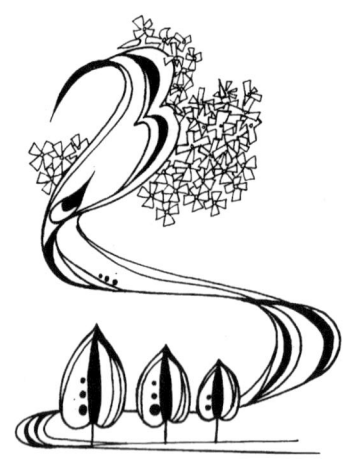

走出"三靠"的怪圈

我虽然不是运动员,但是是体育爱好者,特别关心我国运动水平的变化,经常为我国取得优秀成绩而高兴,也为失败而遗憾。近年来,我国除了少数项目始终独领风骚之外,其余项目特别是"三大球"的成绩波动很大,有时处于浪尖有时"跌落谷底"。随着时间的消逝,渐渐悟出其中的道理。

首先,以足球、篮球为例,综观如今的足球、篮球,从国家队到地方队均不例外,试着花大把金钱引进国外球员,把求胜的希望都寄托在国外的明星球员身上。每年花费大量的经费到国外寻觅所谓的大牌球员,结果国内联赛成了外国球员的竞技场,更加可惜的是花了重金却血本无归。国内的观众和运动市场不断缩减。

其次,为了取得好成绩和名次,运动员的报酬和奖金不断提高。虽然与国外运动员相比还有一定差距,但对于中国人而言却是"天文数字",动辄赢一场球砸下上千万元的奖金,但事实却背道而驰,花更多的钱,并不能换来更好的成绩。二十世纪五十年代的中国足球队亚洲称霸,六七十年代的中国篮球所向披靡。无人可敌,他们取胜靠的绝对不是金钱。反观国外有的球队,条件极差,基本谈不上高薪和奖金,但是却有较高的实力和水平,可见钱不是刺激和提高运动水平的重要手段。

最后,每遇重大的比赛,运动队还要靠运气从分组抽签到出线,常常是抽得上上签后沾沾自喜,反之成为出局和输球的理由。很多情况下能否出线要根据其他球队的比赛结果,看别人的脸色,难怪有时会成为比赛的"牺牲品"。

从中国的足球沦为亚洲二流球队,中国篮球每每不能进入世界强队,中国女子排球和足球已然失去了昔日的霸主地位的事实,证明中国运动的发展目前这条路行不通,而正确的道路只有靠自己、靠精神、靠基础,当然这不排除向国外学习和必要的交流,但是学习和交流的必须是以能够提升我国的运动水平为目的,我们要好好思考一个简单但又复杂的问题:

"为什么中国在十三亿多人口中培养不出一支高水平的足球队?"其中固然有很多原因,但是指导思想、思路和方法是最为关键的。至少我相信中国的运动走出现在的怪圈之时,即是中国运动走向世界领先之时。

注:此文系初集漏网之作。时隔十年,细细读来,自觉仍有些道理,对今日中国的体育界,不无浅益,故而一字未改,收入续集。

二〇一九年贰月廿日补记

肯尼亚见闻

家中书桌上多了一座石头雄狮雕像,这是今年(2015)九月份从肯尼亚带回来的纪念品。据肯尼亚当地导游告知,该国的黑木和岩石工艺品没有假货,看到这只石狮就会想起这次有趣的异国经历。从上海先转广州,再由广州直飞肯尼亚首都内罗毕,行程十一小时四十分,以八旬之体,作万里之行,也真需要有些勇气。

每年七月末八月初是非洲角马大迁徙的时间,成千上万头角马争先恐后地奔过马拉河,从肯尼亚到坦桑尼亚为的是寻求水源和食物。据我的外甥告知,他的旅程见到了这个场面,真的十分壮观。不但数量众多,而且还有惨烈的捕食情景,有不少角马会被早就等候的鳄鱼拖入河中吞食,这种场面别处很难见到。导游说,这是肯尼亚旅游的大热点,也是很多年轻人梦寐以求的愿望,可惜我们到达之时已经过了八月份,这一精彩的场景已经落幕。

除了观赏角马大迁徙,主要的目的是追观非洲"五霸",即非洲象、非洲狮、猎豹、犀牛和野牛。我们住宿地每天换一处,六天中换了五处,除了首都宾馆之外,都住在野生动物保护区的出租小屋中。几乎每天上午七时半出发，乘坐特制的旅游车，到茫茫的草原中找寻猎物，中午十一时半返回宿地，下午四时到六时再次继续寻找。有时运气好，可能会看到两三种大型动物。如果运气不好，则除了遍地可见的非洲羚羊和斑马之外，看不到"五霸"之一。不过保护区内的动物种类很多，约有75种大型动物和350中鸟类，包括河马、猎狗、长颈鹿、野猪、火烈鸟、秃鹫等，奇怪的是大型动物中唯独没有老虎。由于保护地没有正规的道路，所以车子一路颠簸，一天下来虽然不太劳累，但颈部和腰部真的吃不消，所以我想如果有脊柱病或高血压、心脏病的人不宜到此旅游。

人的兴趣也奇怪，花了上万元的钱到这里受颠簸之苦仍以此为乐，真的令人费解。不过细细一想，好比观赏足球比赛，坐在家中看转播和身临球场观看，体会和感受完全不同。在纪录片中看到的动物和在野生动物保护地见到的情景，感觉确实不一样。那一刻，真正领略到人与动物和自然和谐相处的悠然情趣。

顺便说一下，野生动物保护区的管理很严格，进出都有持枪的门卫站岗，还有专车在草原巡逻。所以尽管地域很大（像马赛马拉保护区面积与上海市相仿），但是很少发生偷猎等违法事件。因此，保护区能够一直保持它的风貌，在肯尼亚还有好几处类似的野生动物保护区。

似乎专职司机在肯尼亚算是不错的职业，最有趣的是他们现在仍然保留了部分古老的传统，一般娶妻要花6头牛的代价（每头牛400～500美元），我们那位司机说，他用8头牛（的代价）才娶回一位妻子。算了一下，在肯尼亚成家比在中国要少花不少钱财。但是有两点很有意思，一是男女结合完全是自由恋爱，而不是买卖婚姻；二是即使给女方付了钱财，但是照顾、赡养老人的责任一直要到老人去世为止，很讲人性和亲情。

肯尼亚还有许多部落集居之地，我们拜访了马拉族的一个家族，一位长者作为家族的首领具有很高的权威，主持该村的大小事务，包括工作、收入和分配等，还留有原始部落的特征，成为名副其实的大家庭。在农村的肯尼亚人不论男女都披着一条大毛毯，在胸前打个结，就当作外衣，每条毛毯约15美元，倒是很实用，保暖防晒。不过，到了城里，人们的穿着就和我们这里相似，所以，城乡差别十分显著。

肯尼亚的民风可谓朴实、热情、友好，也有礼貌，所到之处遇到生人都会说一声"Jambo（您好）"。他们似乎比较安于现状，我们路过赤道线处，停留片刻拍照留念。那里游客很多，但除了几家出售当地纪念品的小店外，找不到一个摄影师，我想在中国，如果在这种标志性景点为游客拍一分钟成像照，即使每位收费5美元或10美元，肯定会有不少的顾客，算起来也是一笔不小的收入。但可惜没人想到这个点子，所以只能用手机拍照留一个纪念。

说实在话，肯尼亚还是比较贫穷的发展中国家，人们的生活水平不高，在林间小屋工作或保姆每月收入70～100美元（约合当地10 000先令），而且该国的基础设施较差，在野生动物保护区或僻远地区通信不便，没有信号。道路也不顺畅，通往马赛马拉保护区和从那里返回内罗毕的途中，有好多修建或在新建的道路和设施，我们看到的是中国福建武夷集团负责修建的道路，当地人对中国的帮助十分赞赏，工程速度快，质量好。

在途中我们看到了不少中资或中外合资的企业，最有趣的是有一家"中国肯尼亚有限公司"，是饲养和加工毛驴产品的专业工厂，由中国人经营，其他地方也有不少类似的企业，由此可见，开放、合作、共同发展是大势所趋。随着"一带一路"倡议的延伸，中国将有更多的工程或其他建设项目投资到肯尼亚，将为肯尼亚的发展做出贡献，也祝愿肯尼亚不断进步，繁荣富强。

九天的肯尼亚之旅的确留下了深刻的印象,也增长了不少知识。在返国途中凑成小诗以记此行:

> 茫茫草原觅珍禽,异域风光别样情;
> 归来忘却颠簸苦,犹觉不虚万里行。

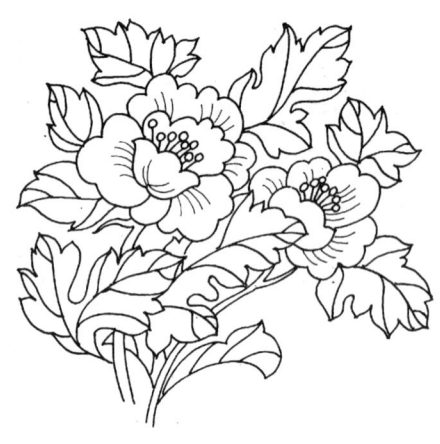

不求人

　　什么是幸福？这个话题一直是人们讨论的热点，自古至今，不知有多少解释和理解，但是却没有一个公认的定义。无论从事业、爱情、财富、家庭，乃至人生结局的角度去诠释，众说纷纭、莫衷一是。

　　回顾自己近八十年的人生，对"幸福"曾有过不同的认识和追求，但是冷静的思考之后，直至今天我体会到幸福感对我而言只是三个字——不求人。

　　有这样的体会和认识源于在我成家后所经历的几件难以忘怀的往事。我的爱人是位工程师，大学毕业后分配至安徽工作。结婚后一直两地分居，从1966年直到1978年整整12个年头，为了调动工作，到处找门路，为的是能早日在一起生活。总算找到了一位愿意对调的对象，是一位农村教师，由于她爱人身体不好，所以要调到马市工作，但家中老人并不支持，因此一波三折，阻力重重。为了求得她们的同意，所以只好委曲求全，除了经常给她写信沟通消息，每月还要到南汇县（即南汇区，现已划归浦东新区）看望老人家，给小孩送东西。最令人难忘的是搬迁准备阶段。我要每隔两周把装运东西的纸板箱送到她家里,每次要乘近一个小时的汽车,再走半小时的小路才能到达目的地,何况身上还要背上几十斤的重物,碰到下雨,身上淋湿,脚下泥泞,一路奔走,可谓狼狈不堪。有时不禁既埋怨老天,又怜悯自己。但是为了远方的爱人能早日返沪,心情释然,怨气自消。除此之外,当然还要解决其他的环节。总算苍天不负有心人,事隔十年,才算得遂夙愿,阖家团圆。

在办理爱人调动工作的同时,女儿的户口也是烦心的难事,当时实行物品定额分配,生活必需品,如粮、油、布等,都要上海户口,上小学也必须是市常住人口。幸得岳母帮助,把全家省下来的口粮和布票供我女儿吃饭和制衣。这样的生活不止过了三五年,期间曾托过户籍警(也是别人介绍)、派出所,以及办事员,隔一些时候登门相求,但都"石沉大海",迟迟未能解决。印象最深刻的是有次过年前,要把家中养的一只母鸡送给帮忙办事的人,我的儿子流着泪问我,"为什么要把我们家的鸡送给别人?"在他幼小的心灵中肯定想不通其中的道理,我也没有把原因告诉他。这样反复折腾了十年,总算女儿报进了上海户口。在办妥入户手续后,已经读四年级的女儿拉着外婆的手说:"我不再是黑户口了。"听罢此言,不禁潸然泪下,无言以对。

在我的后半生,似乎人生道路变得顺畅一些。但是,虽然担任了医院的领导仍然会有不少的烦恼和遗憾,归根到底,也涉及求人之事,即使是"公事"也不例外,其中个由不便细说。以我之为人,尤其当了领导,崇尚和遵守三不原则。第一,不善应酬,所以至今烟酒不沾,尽量谢绝应酬。第二,不愿奉承,无论是谁,都是同志和朋友,平等待人,不肯巴结,坚持己见,实话实说。既不随波逐流,亦不人云亦云。第三,不搞派别,对人虽有亲疏之分,但无派系、圈子之别,尤其对于干部的使用,以德为先,以能为主,凡德能兼备者,即为好干部。这些原则在今天看来,虽然道理很对,但是要真正做到却并非易事。惜乎有时为了办成事情(不是私事)还得求人、找路,难怪有人说,现在办事,"有人有路,无事不成;没人没路,寸步难行",此说不假。

上面说的都是自己亲身经历,体会不可谓不深,好在现在年届耄耋,事过境迁,一定要有个说法也算自己是个"幸运儿"罢了。如今,但凡有人请我帮忙,只要力所能及,总是尽力相助。因为我知道,人们之间最可贵的就是在困难的时候能够得到别人的帮助。

当然,在当今社会中,无论为人处事,不可能与世无涉,孤身一人,所以"求人"和"被求"是常有的事,每个人不可能让自己与世隔绝,何况还有慈善、公益等对社会有贡献的好事。我想如果我们中大多数人都能像古人所云:"求人不如求己",依靠自己的努力做成应该做的好事,那么世界将会变得更加美好。

但愿天下有福身,一生坦途不求人。

抄方的学问

抄方是从古至今中医学子学习和实践的重要方式之一。我的老师夏德馨先生从九岁即跟随其叔夏应堂临诊抄方，至十七岁可独自坐堂接诊，虽不满十年时间，却已被培养成一名中医师，除了刻苦攻读中医之经典，毫无疑问抄方是其成才的重要原因。

我在初学中医时也曾随师抄方，每周一至两次，自认收获匪浅。在抄方过程中逐步悟通先师的学术思想，并从中积累了他诊治肝病的经验，事过四十余年，至今我也带教学生，他们也经历了自己过去年月的工作。

同样是跟师抄方，但学生的收获和进步并不相同，有时相差甚远。究其原因，除了学习中医需有悟性之外，如何正确抄方实在是一个值得重视的问题。

抄方看似一种手段，实是一种做学问的方法。就个人的体会而言至少包括三"学"二"问"的内涵。

一"学"，是学习老师的学术思想和临床经验。每位前辈都有其独特的经验和理法方药，特别是专病，在抄方过程中可以根据不同的病证和病象进行诊治,而且多数总结出了一定的规律。因此,如何学习和总结前辈治病的方法就成了抄方的重要目的。不单要"抄",更重要的是"想",结合其他学习方法逐步把老师的经验变成自己的知识。老师每次诊病时辨证,用药的"诀窍"是关键,要做有心人,不断地琢磨和思考。一旦悟懂道理自能掌握诀窍,经过反复实践,就能不断进步。

二"学",是学习老师的"四诊"技术。同样的望、闻、问、切,能发现不同的内容,得出不同的结论。这是中医诊法的独特之处,也是反映老师水平的客观标准。同样,除了熟悉中医经典理论更需要丰富的经验。虽然在课堂上听过老师讲解,但碰到实际病家并不是一拍即合。"心中了了,指下难明"之事甚多。察舌切脉更是真功夫,虽可有些许差异,但不能南辕北辙。我一直认为问诊是四诊的重要内容,全面而有针对性的问诊是判断病证的重要资料,条理清晰,突出重点,抓住辨证的关键,做出正确的诊断,当然包括病史的书写也要符合规范要求,说实话,现在的病史质量参差不齐,难以恭维。

三"学",也是十分重要的是学习老师的医德和为人,如何以人为本、善待患者?如何认真负责、一丝不苟?如何实事求是、不耻下问?这些都会影响你今后的成长过程。当然,这方面主要责任在于老师,但作为学生也应该有自己的判断和观点。任何时候和地方要告诫自己绝不做敷衍塞责、不懂装懂,甚至弄虚作假的行为。事实上,我们的老一辈的医师已经给我们做出了良好的榜样。举个例子,采取合适的方法告诉患者或家属真实的病情;明确告诉患者你自己的意见,不要模棱两可。如果不能明确诊治,应该介绍患者到其他医院或专家就诊,这些也是医德的表现。

说过"三学"再说"二问"。学问本是增长知识不可分割和缺少的要素。第一"问"不知,《论语》曰:"知之为知之,不知为不知,是知也"。凡是你不知道的东西都要请教老师或别人,中医学有许多不明之处或有矛盾之点。别人甚或专家前辈也未必是万宝全书，可以多问、再问。在问的过程中，从知少到知多或知浅至知深。温病"三宝"可谓经典之药几乎无人不知，然此"三宝"的异同却较少有人讲得清楚。当年跟随夏师会诊时常碰到处方"三宝"，但如何掌握应用也是从老师口中问明方知，牛黄丸主热、紫雪丹主痰、至宝丹主痉，三句话点名了"三宝"不同的适应证可说是受益匪浅、终身受用，从我们老师的角度来说，能够经常提问、特别是提"冷门"问题的学生一定是勤学善思的好学生。

第二"问"不明，不明是指虽知而不甚解的道理或内容。每当老师更动了诊断的辨证分型或是治法、原方中的一两味药肯定有其道理，因此在抄方时要用心记下来，诊余请教老师，这也是提高临床疗效很重要的一招。不论何种理由，疗效就是最有力的证据和判断。事实上，经验或教训就是在这样的变动中逐步积累起来的。世界上没有从不错治或治而不死的医家，因为这不符合客观事实。前读国医大师关幼波教授之医案，其中十位慢性肝炎患者虽有黄疸和肝功能异常，但关老处方中除解毒化湿之外，有七例嘱中午加服乌鸡白凤丸一粒，反复思考不得其解，因为按照一般治法肝病湿热较甚的理应慎用或不用补益之品。曾经与同道交流也无结论，适逢关老之关门弟子钱英教授，他告诉我关老认为慢性肝炎乃本虚标实之病湿热之邪首当清除，但因为正气不复故邪毒难去，故欲扶正，且用血肉有情之品，其效较著。与中药汤剂同用可达扶正祛邪之功，另用药需辨阴阳，如为阴虚可用乌鸡丸，如为阳虚则宜用河车大造丸。同样短短数语令人顿开茅塞。

总之，抄方也是一门"学问"，上述三"学"二"问"，学子自当明察珍惜，"抄方三年，胜读经典十册"，寄语青年中医——千万不要错过和浪费了大好的学习机会。

考生的心态

今年(2020)的高考和中考已落下帷幕,马上就要发榜了,可以想象,又见到了几家欢乐几家愁的局面。

在收到学校的录取通知书前,考生及其家长心情都是七上八下的,当收到录取通知书后,仍然会有各种各样的心态。发榜前填写学校志愿成为头等重要的大事,事关未来,自然不可马虎。即使是考上"985""211"名校,还要看是什么专业。如果是普通高校,更多考虑的是将来就业机会的多少、工薪待遇的高低、以后发展和上升的空间大小……总之,能想到的都想了一遍。至于最后录取的并非自己理想的学校,那么想法更多了。成天打听消息,寐不安、食不甘,到底要不要读,犹豫不决,此种情景,实在令人不忍卒睹。

其实,总括起来,大凡产生上述情况的考生(包括他们的家长)多有两种最不可取的心态。一是一心只想运气好,二是这山望着那山高。有一个不恰当的比喻,就像打牌,总希望自己的运气比别人好一些,把和牌的希望都放在别人"出错"或"自摸"上面。当然,这种机会不能说没有,但是毕竟主动权没有掌握在你自己的手里。另一种牌友则是"手高""心黑",明明可以打好的牌,非得要做大,"碰和"不要,"混一色"不够,最好是做成"全风"或"清一色",结果你还没有做成,别人已经和了,白费一切心思,用一句俗语说"黑心吃白粥"。

每个人的前途都掌握在自己的手里,说到底,只有付出才有回报。过去说"吃得苦中苦,方为人上人",今天这个时代,我们虽然不想成为人上人,但是要对社会有贡献。个人的命运是和国家和社会的前途紧密相连的。大学是人生道路中的关键阶段,但绝不是决定性和唯一的,更需要努力学习和必要的社会实践。

所以,我认为青年只要刻苦的学习,踏实的工作,一定会有你所追求的前途。这里顺便说一句,希望家长也要正确引导、耐心说服,正确地对待自己子女的求学和就业问题。每个家庭的情况都有所差异,还要考虑到子女的本身兴趣,不能一厢情愿或强人所难,一定要摸清底细,客观分析,做出合理可行的决策。千万不要帮了倒忙,甚至于把好事办成坏事,这样会影响下一代的一生,到时悔之不及。

"条条道路通罗马""敢问路在何方,路在脚下",行行能出状元,古往今来,这是颠扑不破的真理。祝愿青年学子,大家都有一个美好的未来!

做一个堂堂正正的开明中医
——在曙光临床医学院第31届教师节庆祝暨表彰大会上的发言

各位领导、各位老师、各位同学：

下午好！

今天是教师们的节日，但我以为这也是师生共同的节日，聆听以上老师的汇报，作为老教师一员浮想联翩，可用十二个字概括，"新人辈出，硕果累累，今非昔比"。谨向教学一线的教师表达感谢和敬意。借此机会向同学们说一些自己的体会。

现在，很多同学都希望成为"学霸"，因为这个称号意味着学习成绩以及在同学心目中的地位，也是将来就业的敲门砖和保证书。但是在《望孙成龙》的短文中，我对外孙的希望不是要他成为学霸，而是成为"榜样"，因为只有榜样的力量和影响才是巨大和恒久的。

什么是中医学子"榜样"的标杆呢？

第一，是对中医药的坚定信仰，有了坚定的信仰，才有学习的动力和执着的追求，而这是任何成功的人才需要具备的基本素质。不单是中医学子，包括我们老师都要不断培养、树立和巩固中医专业思想，无论何时何地都要把教好中医、学好中医放在第一位。

第二，是好学多问，中医知识浩如烟海，至今我个人深感学不够、更觉学不完。无论是中医药基础理论，或是临床经验，与中医学的知识库比起来犹如"小巫见大巫"，故而教学和学习的方法十分重要，归结起来，主要是多读文献和不吝请教，增加知识的广度和深度。有位学者把学习前人临证经验概括成"学难不学易，学变不学常"，换言之达到"知常善变"的境界和水平，言简意赅，读后令人耳目一新。无论老师或是学子都要有"好学不倦""不耻下问"的学习精神和习惯。

第三，是善思悟真，就是要善于思考、反思，总结经验和教训。前不久我向抄方的研究生们赠送了一位女记者撰写的《问中医几度秋凉》一书，作者从非中医专业人士的角度对中医药的历史和现状提出了在我看来很有意义的想法和观点，除了对中医的信仰和肯定，也表达了某些困惑和担忧，深入浅出，比喻生动，引经据典，通情达理，联系中医事业的实际情况，对我颇有启发。

有着两千多年历史的中医学，为何发展迟缓，历经坎坷，直至今日，仍未进入世界医学主流，甚至时而可闻取消中医的谬论？是内因、外因，还是不内外因？可谓众说纷纭，依我所见应从"内因"上多找根源。当今中医界种种怪象并不少见：浮夸浮躁，哗众取宠，牵强附会，标新立异，浅尝辄止，不求甚解，"九龙治水"，政出多门等。最终延缓、束缚甚至阻碍了中医的进步，这些都值得中医界同仁深思。引导广大中医学子辨清、远离和克服这些陋习，作为老师，应该有责任向学生讲明中医学的真谛。唯有这样中医才能迈开步子、健康发展。

中华文化，历时弥久，究其缘由，唯"经""权"二字。"经"者，传承也。"权"者，发扬也。如果中医界的老师和学生都能脚踏实地，矢志不渝地做好"经"与"权"，加上对中医的信仰和自信，将是中医学立于不败之地的基石。

承蒙院部关爱，东院将新辟"名中医工作室"，我取名为"从游阁"，意为"师生共游，渔鱼兼得"，并且自书名人对联一副，上联是"堂堂开明人"，下联是"俯仰两无愧"。何为开明，即通达事理，回顾古今，凡开明人皆对国家、社会和人民有所贡献。所以我们要力争做开明人，学习前辈做人、做事、做学问，做一个堂堂正正的开明中医。愿我们大家以此共勉。

最后祝愿你们学业有进，早日成才。无论将来你是中医之路上的一粒铺路石子，或是一级台阶，或是一根栋梁，我们都可以自豪地说，我无愧于自己，无愧于中医，无愧于国家。

祝贺各位老师和同学节日快乐！谢谢大家！

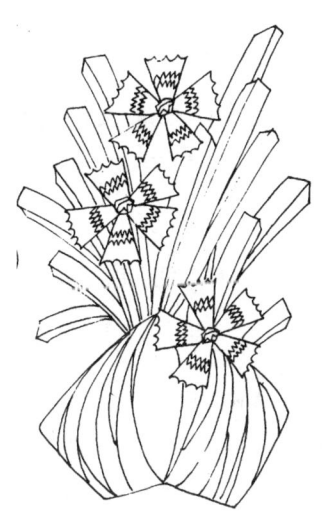

凡事三"留"

二〇一九(己亥)年元月十三,元宵未闹,春节未过,总算迎来艳阳高照,心情也好了不少,于是坐在不足一平方米的书桌前,写春节假期的第二篇作文。

为人做事,各有不同。世界林林总总,事物五花八门,回顾自己近八十年的生活经历,还真能总结出几点感悟和经验。

古人教导我们"凡事三思而行""未雨绸缪""行必有果"……总体来说是希望把事情做好,有一个圆满的结局,这都不错。但是在实践中往往有许多意料不到或不想遇到的问题,这又是不能回避的事实,所以我在做任何事情时,一般遵循三个原则。归纳起来,叫做"留有后路,留有余地,留有遗憾",也就是本文的题目《凡事三留》。

留有后路,也就是留好出路,任何事情都有成功和失败的两种可能,"只许成功不许失败"只是一种理想。例如国家希望和平、着力发展、推动进步,按理这是全球共同的向往,符合绝大多数人民的利益。中国的合作共赢、"一带一路"倡议都朝着实现上述目标努力,但是国际环境并不和我们所想的一样,总有少数国家和领袖人物我行我素。

面对这种态势和现况,如果我们仅有预先的应对策略和办法,就会影响或者阻碍既定目标的实现。某个单位想新造什么建筑、想完成什么指标,虽然事先经过计划和论证,但是仍有不可预计因素。所以确定计划时,就要有周密的设计,能够实现固然最好,万一遇到困难,还有另外的出路。回顾当时曙光医院东迁之事,我曾有新院东迁、西院改制的方案,这也是顺应当时整个社会体制改革的潮流,但是没被批准,那就集中力量东西两院一起发展,这也是一条出路。事实上,后来风生水起的医疗集团也是医院发展的一条出路。当然有成功的也有不成功的,但是无论如何,医院仍可朝着目标自主发展。再如小到家庭,几年前,青年成家立业,相当多走的是借贷买房,甚至一步到位之路。到底是否正确、明智,至今我还不敢肯定,但是工作和生活压力的增加,社会上这么多的"百万负翁"都是客观事实,其中甜酸苦辣,恐怕只有当事人知道,所以先租后买就成了另一条路,而且参与人数也不断增加,要是当初考虑清楚,权衡利弊,选定走哪条路,可能是另一种结局。

  留有余地。这是具体实施计划时应该遵循的原则,凡事不可满,满则溢,溢则损。就如中国画中的"留白",既不能满打满算,也不能多留空间,否则不但于事不成或者就是作茧自缚。曙光医院最初规划时,除了必需的业务用房、用地之外,河的一边预留了一大片空地,作为发展空间。时至今日,设想如果没有这片土地,东院的发展势必受到影响。今年医院建设项目的立体车库,是一个很好和可行的项目,事成之后,将大大改观医院的形象和满足业务的需求,所以群众十分赞同。除此之外,有限的财力和资源如何安排,业务指标如何确定,也应该充分留有余地。比如,随着国家和地方经济指标的调整,医院各项业务指标如何相应的调整,这是一件大事,也是一件难事。明知不可为而为之,固执己见,搞得不好,会影响群众的积极性。轻则遭来

"吐槽",或作数字游戏,甚至弄虚作假,总之会带来负面影响,因此必须慎之又慎,做到审时度势,科学决策。自然做好顶层设计,不可能要求做到万无一失,点水不漏,更不是保守退缩,压低指标,只是尽可能想得周到一些,比既定目标做得更好,皆大欢喜,如果遇到困难,因为留有余地,所以仍能持续推进。从另一个角度而言,留有余地也意味着留一些事情让别人去做,任何人不可能一揽到底,任何事业的发展需要一代又一代的人努力和积累。

　　留有遗憾。这点可能会有不同的意见。人往高处走,水往低处留,是天经地义之事,向往自己有完美的一生也是人之常情。但我不是主张和追求十全十美的,且不说"谋事在人,成事在天"之说,在每个人的人生道路上,有哪个真正是一帆风顺,事事遂愿的呢?正是因为碰到困难和挫折,一时未能心想事成,才能鼓励和激发更大的斗志,花更多的精力去完成要想完成的事业,最后才能获得成就感。事实上,古往今来有不少仁人志士,抱负很大、干劲很足、锲而不舍、身体力行,这些追求完美的人们,确有值得学习之处,也不可否认,如果一旦未达目的,可能反会失去动力,意志消沉,最后于己于事,均无好处。我时常到外地旅游,临别时常常听到的一句话是"留点遗憾,下次再来",其实这是对的,不要说一两次旅游,不可能走遍一个城市,甚或一处景点。著名文人徐霞客、国画大师刘海粟十上黄山、建筑大师贝聿铭、哲学和科学家霍金……哪一位没有留下一点遗憾。可贵的是,这些大师都在一生中不断的弥补和消弭各种各样的遗憾,为人类历史做出了不朽的贡献,从而也突现了他们的伟大。所以说,任何事情留点遗憾并不可怕,但是最好不要留下后遗症,不能只顾自己,不要把麻烦留给后人。而要多为后人考虑,创造条件,打好基础,使我们的事业能够持续发展。

　　话说回来,以我八旬之年,仍在这三尺之地笔耕,其实别无他求,但愿一己之见能对后生有所启迪。在他们的人生道路上,少点挫折,多些成功。虽然眼下的写作条件较差,但是想到我的外孙和孙女都在宽敞明亮的书房中工作和学习,遗憾之心顿消,喜悦之情自生。

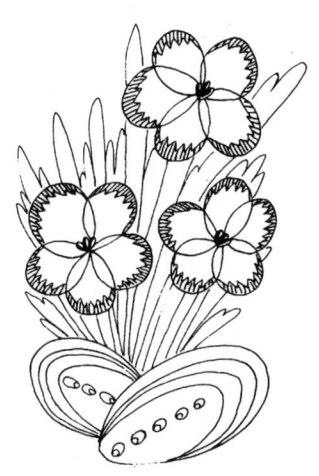

望孙成龙

二〇一五年六月四日，是一个值得庆贺和铭记的日子。在赴三亚的飞行途中，想到应该写一篇短文。那天下午，接到了我的外孙从学校里打来的电话，告诉我党支部大会已经批准他为中国共产党预备党员，兑现了在他考入大学时全家对他提出的目标。对于他本人和我家来说，确实算是一件大事和喜事。

二〇一三年我的外孙考入了华东政法大学国际法学院，他希望自己将来成为一名律师或国家公务员。作为家长，我们也对他寄予厚望。从踏入大学之门之时，我们就对他提出了目标、任务和要求。

回顾他两年的大学生活经历和进步，引起了我不少的感想。当前，青年学子受到各种外部和内部的影响，甚至可以说是压力，他们也产生了各种想法，构筑起自己的理想。追求和过着不同形式的生活方式，在"望子成龙"强大的主流思潮推动下，上大学、挣大钱、住大房、坐大车，争取成为"成功人士"是大部分家长和青年人的追求目标。当然这本来也无可非议。问题是如果缺少了远大的理想、高尚的情操、公民的责任和对社会的贡献，那么应该不能算是一个"完美"的人。即使在过去,也不符合"君子"的标准。环顾当今社会,这也是不少青年所缺乏的理念。把上大学(最好是名校)、择业或是出国当作实现成功人生的阶梯。有的为了一纸文凭,有的为了待遇而轻率改行,热衷商海。有的为了"追求"美好前途,离家出走,东闯西荡……而他们最后的结果绝非都是心想事成,甚或后悔莫及。所以作为家长,对于子女都有不同的要求和期望,但无论何时何地,希望他们要永远做一个有用的人和正直的人。能力和贡献可有大小,但底线应当坚守。名气、地位和财富可以作为成功的标志,但绝非最重要和唯一的标杆。我最欣赏和佩服的是,依靠自己的努力实现人生目标的成功者。

对于望子成龙的家长们,有几点忠告和经验分享给大家。从你们的子女进入大学的第一天,就要为他确立目标,制定计划,明确任务。一步一个脚印,一年几个成效,让他在正确的道路上不断进步。具体来说,一二年级必须完成的事情,包括拿到奖学金、通过外语水平考试、争取学校先进称号、参加社会活动等。由于我外孙在高中已经参加党章学习小组,所以我要求他在二年级解决组织问题,加入中国共产党。除了他本身的努力,家庭成员经常给予支持、鼓励和指导,使他有了较大的进步,不但获得了二等奖学金,还取得了所有校级先进个人的称号,实现了"大满贯"的目标。更加可喜的是他成了班级中唯一的中共预备党员,而对我这个老党员而言,在家庭中多了一名同志。

作为家长和老师,要尽可能为自己子女或学生的成长创造和提供必要的条件,主要是学习环境和生活、健康等方面的关爱,不要增加他的压力,最大限度调动他们学习的自觉性,教育他们如何抵制各种诱惑,耐心帮助他们克服不良习惯或嗜好。我总相信,每个人都"头上一片天,脚下一块地。路有千千条,成功靠自己。"

在青年的成长过程中,不会是一帆风顺的。当他们在学习上、生活中遇到挫折或困难,作为家长和老师,一定要正确地引导他们,从自己身上找原因、找差距，千万不要怨天尤人，更不能自怨自艾。事实上，每个成功人士都是在失败和挫折中"挺过来""悟出来"或"逼出来"的，试看当今财富排行榜名列前茅的"名人"，我们可以得到很多的启迪。

下半年，外孙就要上三年级，我对他提出的新目标任务是通过雅思（或托福）考试，不论是否出国，提升自己的外语能力；继续争取奖学金；当好校学生会干部（校社会联络中心副主任）；提高体育成绩（现在只有80分水平）；开始熟悉法律专业知识和参加社会实践，当然要如期转正为中共正式党员。我要求的不是让他成为"学霸"，而是成为榜样，因为只有榜样的力量才是巨大和恒久的。

望子成龙乃人之常情。如果中国的青年学子每个人都能成为"龙"（不管是大龙和小龙），那么我们的中国梦将提早实现，中国这条东方巨龙将为人类和全球作出更大的贡献。

回到家里，我对外孙讲了三句话："祝贺你，顾方舟同志。""今后时刻都要记住自己是一名共产党员。""这是你人生的新起点，希望你再接再厉，不断进取，将来成为一个优秀的炎黄子孙、一名优秀的中共党员、一位优秀的政法工作者。"

方舟同志，努力啊，千万不要辜负了亲人和同志们的殷切期望。

二〇一五年六月七日于三亚半岛度假酒店

后记：2018年顾方舟已经成为一名正式的执业律师。

爱　好

每个人来到世上之后,从小到老,总有自己的爱好,随着年岁和环境条件的改变会有不同的变化,有种人的爱好到了过分的地步便成为病,譬如少数酒仙、烟客之类,曾见到不少每日三顿饮酒或每日吸烟三包的老师和朋友,实在不能理解,但是他们都活得十分潇洒。

我从小待在家中,父亲也有饮酒和吸烟的习惯,辛苦走上工作岗位至今,并没有染上这两种爱好,保持了生活中的"六不沾":一不吸烟,二不饮酒,三不跳舞,四不"卡拉",五不喝咖啡,六不打麻将。似乎在我们那时的社会,这种不懂"玩"的男人不是很多。

有时和朋友在一起闲聊,他们笑话我不会或不沾这些时髦的消遣,在有的人看来,我的生活毫无"乐趣","饭后一支烟赛过活神仙""飘飘欲仙,其乐无比",可惜我从来没有体味到这种感受,不过看到长期吸烟饮酒的人得了慢性肺气肿或酒精性肝病严重到找医生治病的情景,既为他们的享受所带来病痛而惋惜,又庆幸自己没有成为他们中的一员。这中间还不包括烟酒消耗额外的经济负担(估计每月工资全部泡汤)。还有朋友说自己作为知识分子,特别是脑力劳动较大的职业,比如教师、管理人员、医生等,不吸烟就会影响自己的工作,动不出脑筋,想不出主意,写不出好文章。事实上,这完全是谬论。从求学到大学毕业,经历了医师、教师和近二十年的管理工作,从来没有不吸烟、不饮酒而影响效果的情况,所以这种说法根本站不住脚。

至于抽烟、喝酒等可以为国家"多作贡献"也是无稽之谈,虽然烟、酒为国家增加了消费税收入,但是与之治疗烟、酒引起的严重肺疾和肝病比起来得不偿失。每年国家为了治疗慢性肝脏病需要花费的经费近千万,慢性阻塞性肺病的医疗费则更多,而且即使花了这样巨大的代价仍然无法收到理想的效果,每年新增肺和肝脏肿瘤的病例仍在增加,并高居全球和我国疾病死亡谱的前列,不但成年男性连女性和未成年人都受到波及,对社会全面影响十分严重。为此全球和我国一直将禁烟作为十分重要的任务,从这点而言值得庆幸自己还是幸运和清醒的。

当然没有任何爱好个人还是不少的,没有爱好也就意味着生活中缺少乐趣,所以还是应该有些有益的爱好,比如运动、旅游、读书、写作、音乐欣赏乃至网聊之类。我自己的爱好偏重于读书、听京剧、看电视,特别是推理、谍战和历史方面的影剧和小说,除了消遣、心身休息之外还能学到不少知识和做人的道理,实在是一种终身受益之事。不久前花了一千元买了一套京剧须生的碟片,闲时闭目欣赏,余音绕梁,心旷神怡,不亦乐乎。不过,对于这些费时较多的爱好,一定要把握两条原则,一是接受正面的内容,要有自己的理解和观点,不能随波逐流或受人摆弄,也不可效仿或追求;其次是掌握时间,适可而止,绝不"夜战",反之有害无益。退休之后唯一缺少的是活动,明知对身体健康不利但是无法克服。其实生活中的爱好有多种形式,比如现在每天早上坐在阳台上的摇椅上晒着温暖的阳光闭目养神,然后阅读报刊或医书,午睡后浏览电视新闻,突发灵感写上一两篇千字文,感到每天也过得实在。说起来,自己的目的只有一个,就是保持一颗能够灵活思考的脑袋,那些小品文都是兴来之作,不过个人认为"凡有一点可取,即是有用之功"。

前几天在手机微博上看到一条消息说人过八十岁还能做到三件事,一般寿命较长,第一能够正常的进食和消化,第二能够睡到自然醒,第三有自己的爱好和人际交流。与人对比,觉得自己基本上还是能够做到的,只是每天睡十个小时是否多了些,但是质量不错,估计没有问题。能适当多活动当然更好,等待以后努力。要做到健康长寿,这是近几年提出来的新概念和目标,不单是长寿还要健康,不少长寿老人和自己的体会总结成四个字——心静眠安。所以在我女儿退休之后,送她一首七律:

少言少食少生气,动静相宜多好眠,
抛却愁烦便是乐,健康活过一百年。

千万记住每个人应追求和拥有爱好,但不能因此留下遗憾和苦恼!

我爱读的书

余平生喜读书,古稀之年,退休之后,更爱阅卷。自古至今,喜读爱书之士不少,但都各有所求,各有其法。尝阅古书中有高士以"七焚读书法"出名。即每读一篇书文,先全文抄写一遍,继而高声朗读或背诵数遍,而后焚之,如此反复七次,佳作铭记不忘,长年累月为之,自然满腹经纶。

今日,古今中外之书浩如烟海,且以爆炸式的速度递增,如凭一己之力,欲博览穷阅绝无可能,无论何种专业领域,在读书方面都面临必要可能的选择。以个人经验和爱好、喜欢和用心读好"四书"。此"四书"并非指《礼记》《论语》《大学》《中庸》,而是四种类别的书籍。但以中医药专业为例释之。

其一谓"经典"书,《内经》《难经》《伤寒》《金匮》《本草》等中医药经典著作历来是学中医之人必读之书。中医之功底或辨证论治的水平、疗效极大程度上取决于掌握上述和其他经典著作的程度,这也是中医药继承和发扬的基石。读经典不是要不要的问题,而是怎样读的问题。中医经典著作历时悠久,由于原著散失或缺损,加之后世注释之差异或谬误,现代学者有时会不知其然,临证时也无所适从。时至今日,诸如"阳常有余,阴常不足"还是"阴常有余,阳常不足";"肾居左,命门居右"还是"命门在两肾之间";"心主神明"还是"脑主神明"等有关中医基础理论的问题有不同的解释,更不谈辨证论治上的各种观点和方法。元朝李治《敬斋古今黈》中云:"盖素问一书,脱误赘复,如是者居十七。遇不可通者,不强为之辞,政当以意会之耳"。所以我认为这是中医经典"先天不足"的表现之一,因为没有标准的答案,就不可能是正确的答案,特别是中医学与数理化不应也不能同等对待。所以,中医学发展重要任务之一是尽可能精准的演绎中医经典著作的涵义,更好的指导临床实践。

其二谓"冷门"书。其实迄今存世的中医著作能列为经典之作者仅为少数,而大量的是中医前辈之人在实践中积累或总结的经验和对以往中医知识的认知,这是很宝贵的遗产。近十年来,我比较注重许多"名不见经传"但确有真知灼见的"一家之言",从中学到了很多有用的东西,例如在温病的临证论治中,个人认为舌诊的意义重于脉诊,惜乎后者有王叔和、李时珍等大医的著作,可供学习。但舌诊方面的医书甚少,如徐灵胎之《舌鉴》、张诞先之《伤寒舌鉴》、杜清碧之《金镜录》、梁玉瑜之《舌鉴辨证》。前读曹炳章先生所著《辨舌指南》,内容丰富、条理清晰、分门别类,尤其察舌辨证鉴别　章中之观舌虚实、寒热、真假、阴阳、顺逆、生死,多与临床实践相符,读后备觉实用,受益匪浅,推荐后生值得一读。又如当今扶阳派探究附子用法,但如何分别附子之真假、优劣并非尽人皆知。不久前读宋朝赵与时论著《宾退录》一书,评述附子的来龙去脉,其谓:"盖附子之品有七,实本同而末异,其种之化者为乌头,附乌头而旁生者为附子,又左右附而偶生者为䈽子,又附而长者为天雄,又附而尖者为天佳,又附而上出者为侧子,又附而散者为漏蓝。""附子之形,以蹲坐正节角少为上,有节多鼠乳者次之,形不正而伤缺风皱者为下。""附子之色,以花白为上,铁色次之,青绿为下。"并且指正了《本草经》《广雅》《博物志》等书中有关附子谬误之说。我以为不单医生,即或药家,亦不全知,虽然并非绝对正确,但至少增加不少新的知识。

其三,谓"另类"书,即泛指与古人或者他人有不同的见解或并非医家所著。前已述及由于主客观的原因,有关中医药文献的理解、观点和经验众说纷纭,孰是孰非有时一目了然,但也有时难辨正误,中医古籍中之误、脱、歧、疑、佚,比比皆是,不胜枚举。所以必须了解不同的说法,多方论证或对比,才能做出比较客观正确的结论。如明代赵献可在《医贯》中言:"八味丸乃仲景所制之名方,书谓:能伐肾邪,皆君主之药,宜加减用。加减不依易老亦不效。后人有八味丸加人参,去泽泻,增黄柏、知母者,皆不知立方本意也。即以泽泻而言,《本草衍义》云其为接引桂附等药,别无他意,或以为咸以泻肾,而作者则认为,八味丸之用泽泻取八味益五脏、补虚损、益气养阴之力,并非泻肾邪而用。而方中附子肉桂均能通行诸经,无所不至,何用泽泻接引?"此与所学之"三补三泻"之说当有不同之处。又滋阴降火乃丹溪用药之长。"补阴丸中之黄柏、知母苦寒泄水,天门冬寒冷损胃,服之非但不能补水,而且有损于肾,故当分清二脏之阴阳虚实而用,若左尺脉虚弱细数者,乃真阴不足,当用六味;若右尺脉迟软沉细,乃命门不足,则用八味丸;如两尺均弱乃阴阳俱虚,该用十补丸(五味子、熟附子、山茱萸、山药、丹皮、桂心、茯苓、泽泻、鹿茸)。"在肝病中,"湿邪"是重要病因之一,祛湿乃治肝要法之一。李东垣云:治湿不利小便非其治也。临证多用淡渗利湿之剂除之。然不知湿邪从外入里,若用淡渗之剂,是降之又降,复益其阴,重竭其阳,则阳气愈削,则精神愈短矣,可谓反助其邪。若用升阳风药,如柴胡、升麻、羌活、独活、防风、甘草,水煎热服,可令其瘥。可见古人所言,重在方策,其不尽者,可以意求。书中又及,"湿热发黄者,当从郁治,不用茵陈五苓散,否则十不一生,当用逍遥散。"虽然可能言过其实,然也可供参考。除此之外,历代文人笔记、小说中有关中医药的内容颇多,如《太平广记》《梦溪笔谈》和《红楼梦》《镜花缘》等书中所说,不但文学性强,而且对古代医书中的谬误之处提出了注释或纠正。如阿胶能治浊淤、泛上之疾,芋梗可以治毒蜂之伤、芒硝、龙眼之一、人参品源之说……皆系医书不载。读后,增知添识之余,乐趣油然而生。所以,"另类"之书,弥足珍贵,惜乎今人不读。

其四,谓"原版"书,近世大多古人或前辈专家之经验总结。论理头头是道,文笔丝丝入扣,自有不少佳作上品,但不可否认也有部分强加于人,硬装榫头,甚或张冠李戴,有的以个人见解和注解或诠释老师或前人之意;有的以偏概全、断章取义;更有甚者,南辕北辙,误导后生。所以我读之书,除自己所著之外,必有始作俑者之自我评价,这样至少不会出现重大谬误。曾读姜春华教授所著《历代中医家评析》一书,执笔者系姜老之子,所言者为姜老之学术思想和临证经验,虽非巨著,但言之有物,直陈己见,尤为可贵的是姜老自撰序言,书中不乏姜老独到见解,而非一味称赞,皆属可信可用。喜读"原版",并非迷信前人,不信后生。不过从科学性、可靠性而言,原版应属更加可贵,尽管正误可以验证或讨论,但是至少基本素材是第一位的。试想如果离开"伤寒""本草",再多的著作或演讲,终究难以令人信服。所以今人著书立说,必须有严谨、负责之态度,万不可随己之欲,误人子弟。不单是中医药学,我想,小说、电影、戏曲同样如此。为何大家都钟情于"原版",道理也在其中。当然,这并不排斥创新,但最重要的是真正意义上的创新。不过,说实话,这样的好书,还真是难得一见。

读书是一门学问,各有巧妙不同,但归根结底要"读之有用,用之能验,己有所获,人亦受益",这才是读书的根本目的。

为蒋君新书作序

粗读蒋健君新著之佳作《玉一斋临证推求》一书,感触颇多,受益匪浅。

蒋君出身中医世家,父乃姑苏名医,故从小就受家风之熏陶,热爱国医。后以优异成绩考取上海中医学院(现上海中医药大学)研究生班,成为沪上名医夏德馨教授第一位硕士研究生。毕业后数年即赴日本深造,在日本富山医科药科大学从事研究和教学工作,历时八年,获得医学博士学位后重返曙光医院,曾任副院长、处长、中药临床试验中心主任等职。至今数十年,潜心中医之临床、科研及教学工作,以其执着的信念和深厚的中医功底在学术上取得优秀成就。近年来专攻郁证之诊治,除疗效称佳外,在学术理论上也独树一帜。后荣获"岐黄学者"称号。余认为其名不虚传,可谓中医界后起之秀。

《临证推求》乃蒋君积数十年之临证经验而成,涉及临床各科病证凡数十种。虽洋洋数万字,但阅后并无冗长、乏味之感,作者临证之心得、体会、经验及学术之新见新解读后颇有启示。本人认为本书有不少亮点。

其一,最难能可贵的是书中之案例皆系作者亲诊亲记,虽疗程长短不一,但都是较完整的病案,且跨时二十余年,足见作者之苦心和有心。盖因均为原货而少加工,故其可信度较高。

其二,内容齐全。全书共十二章十一类,计一百三十三种病证,诚可供临床医师参考,部分病证除中医外,尚添加了现代医学的内容,增添了"现代化"气息。大部分病例均有类似之按语,也多为经验之谈,而非"移花接木"或"老生常谈"。愚以为此乃中医著作最可贵和较难做到之处。

其三,偶尔翻阅数例,见有诊治谬误或不效者,不但能自曝其误并能改弦更张而重获良效。这种态度难能可贵。以能所读病案虽不多,但多为报喜不报忧者,事实上既不可能亦于人无益,知错善改,既体现坦然之心,又能解除病者之痛,于己可多一点经验教训,于人则能提高自身的学术水平。

其四,书中多数病证中,病因病机、辨证论治之内容,从阴阳、气血、脏腑等不同角度作了阐述和解说,对于拓展辨证论治的思路和方法有较大的实际意义,也体现了"包容"的风格。事实上中医的不同流派都各有所长和特色,交流融合,取长补短,不持门户之见,对促进中医药的发展大有裨益。书中"细辛一味治怪症""怪异胁痛用古方"二则,既有经方"神效散",又有单药收效,读来较有趣味。

其五,全书中的"临证推求"乃本书的重点章节。其中所列的证候辨证、证候转换、方证对应、病证合参、同病异治、处方运用,从不同方面阐述了笔者的见解,这些都涉及中医临床基本理论和临床疗效的原则。中医基础理论历经两千年但迄今仍有部分未能形成共识,各种学派和中医大师各抒己见、各显神通,使青年学者无所适从或产生疑问,实乃中医药之软肋之一。如对于"方证对应""辨病抑或辨证""中药剂量之推究"至今仍然说法不一,即或学术组织拟订之"诊疗指南"在实际上很难统一和推广。这些蒋君在书中都谈了自己的看法,无论是否正确,但能提供参考和拓展思路,足可列为本书的亮点之一。

如果要说书中不足之处,愚意最末之"临证推求"既作书名,应是重中之重,而与前面文章应有不同,当以"点评"或"疏注"为主,这些属于中医临证之大法不拘于一方一证或一证一例,亦可适当减少内容重复。《临床推求》之中各章节所举病证均以章回体小说格式为题,七字为一则,也有一定新意,只从文学角度而论,有几处用词似欠妥切,若能再加斟酌则更臻完美。关于中药的不良反应近年来议论颇多,如何诊治和预防也是热的课题。该书所提不良反应判断法以及个案使用超剂量中药的评价问题或可推敲。但上述仅是全书之微小瑕疵,无伤大雅,可在再版时加以修改补充。综观本书仍不失是一本值得一读的佳作。

古人云:好书,一册可作枕。古今中医著作多如牛毛,但能令人拍案叫绝的好书为数不多,希望更多的中医学家,写出更多高水平的中医书籍。

陋见浅识,权为蒋君力作之序。

二〇二一年三月八日于上海

惊闻蒋君日前猝然去世,悲痛之情不能自禁,即成挽联以诉悼念。

岐黄学者,实至名归,堪为后人楷模。
天不惜时,英年早逝,杏林痛失贤才。

虽曰:生命由天,但须惜生养身。望各位同道务必善待自己,凡是量力而行,多留时日为中医服务。

蒋君一路走好。

二〇二三年三月十九日补记

读《大师与传统》有感

近日闲读了中国文化研究院刘梦溪教授的《大师与传统》一书,虽对其中内容略有认知,但读后仍觉受益匪浅,身为炎黄子孙不知中华文化诚为可悲,然中国文化悠久及深奥实在不是一般读书人都能通晓和理解的。

作者在书中花了很大篇幅阐述和宣扬国学大师陈寅恪的学术主张,即是"独立的精神、自由的思想",将其作为学术思想的核心。以往许多文人学者对此已有精辟的解释和一致的认同,但我以为除此之外还要有"高尚的人品",试看今日国内外的学术界不乏鼓吹"独立精神"和"自由思想"者,但是,我们确也看到与此相悖的言论或现象,在很多场合,包括学术研究和交流,有的专家学者坚持真理,敢于直言,但也有的人采取了不同的态度,有的明知不对,闷声不响;有的避实就虚,模棱两可;更有些明知其误,曲意附和,各人心中都有算盘或所求。因此带来了某些不利于张扬正气、明辨是非的结果,不但于人无益,而且误人子弟甚至造成不少负面影响。本质上这也是缺乏独立精神和自由思想的一种表现,特别是对于现在年轻一代学者应该引以为戒,毕竟中国历史和文化传统实已经证实了上述两点的生命力及其可贵性。坚持学术的独立地位和价值是中国现代学术的一个重要传统,许多名人的力量传承即本于此。

要无论是传承和发扬都要做到以前所说的学术认知"不唯上、不至唯书、不泥古、不趋时",今时仍然有用,至于创新之说。曾有学者早在二十世纪四十年代即提倡"必定要旧中之新,有历史渊源的新,才是真正的新。那种表面上五花八门,欺世骇俗,竞奇斗异的新,只是一时的时髦,并不是真正的新",这可以作为"真假"创新的鉴别点。本书中列举一例《众妙之门》考证出太极即太一,太一是道的别称,同时也指北极,《周易》曰:"太极,谓天地未分之前元气混而为一,即太初太一也。"此说是否谓之创新也可商榷,但是说明中国文化是很复杂、深奥的。

现在大家都讲要多读"经典",为什么?至少是要强调和唤起大众对中国文化(不单是中医药)的重视,了解传统文化的精髓,比如作为国学的《大学》和《中庸》被认为是两本不可不读的经典,就正像《黄帝内经》和《伤寒杂病论》一样,这是其一。要正视和改变"昔不至今"或"厚今薄古"的偏向或思潮,这是其二。为了文化传承的需要包括对中华文化去芜存菁,正本清源的过程,使之减少谬误,明辨真义,这是其三。儒家的代表人物朱熹曾说过读书的目的之一就是让人变化气质,若要成为贤人或儒家、学者就一定要读书。

读完刘君之书,头脑为之一清,但此书扉页一句话:"学问是快乐的,佳因为它是接近殉道的最佳途径。"本人不敢苟同,因为快乐和殉道不是同一个概念和选择,目的也完全不一样,而且太嫌悲情化。倒是底页的那句"阅读本民族的文化和经典,在个人可以变化气质,对社会而言,可以转化移风气",精辟至理,可圈可点。

伟大的科比

北京时间二〇一五年十二月二日上午十时五十分,在美国NBA2015－2016常规赛,湖人队与76人队的比赛结束。76人队以103∶81获胜。比赛后场上的球迷都没有离开,依依不舍欢送湖人队24号37岁的科比正式告别NBA。两队年轻球员依次与科比拥抱。而在NBA征战了二十年的篮坛奇人科比,也频频挥手,送出飞吻与全场观众告别。此情此景,令人动容,也印证了作为1998年飞人乔丹退役之后被誉为最伟大的球员科比的魅力与人气。

科比自从加入NBA,二十年来一直效力于湖人队。这是NBA中仅有的巨星,我想这也是科比之所以被大家尊重的原因之一。无论在湖人队的巅峰时期或是处于低迷状态,科比作为孤胆英雄,带领全队为争取荣誉而战。这种执着的精神是他能够成为全队精神领袖的要素。反观NBA中起起落落的其他球星,为了总冠军戒指、年薪或人际关系等原因,改换门庭或另投别行,当然这也属无可厚非之举,但是缺少了像科比一样的执着精神,往往难以成事或长久不衰。也许这也是所有行业普遍的规律,很值得当今年轻的创业者深思。

科比之所以成为 NBA 伟大的球员之一，还在于他有高尚的职业操守。剧烈的比赛，使他体力透支，伤病加身，以至于近几届的 NBA 比赛不能完全发挥他的超人技能。不论得分多少，哪怕 14 投只得 2 分，他仍尽力拼搏，除了平时的苦练，在场上他作为全队的核心，顽强战斗，大有输球不输人的气概。这场告别赛科比得了 20 分，应该说他交出了不错的成绩单。这种不服输的精神也是我们学习的榜样。

科比是一位知名度极高的篮球明星，但是他待人接物始终保持谦虚谨慎的美德。在球队中虽然他的地位高高在上，但据他的队友和记者介绍，他平易近人，助人为乐，所以无论与教练或者队友都和谐相处。采访中彬彬有礼，有问必答，实话实说，不像某些国内外的大牌球星，盛气凌人，傲慢无知，言不由衷。相比之下，真有天壤之别。试问这些"星级"人物与科比比较，不知是否会感到羞愧？！

当然，"金无足赤，人无完人"，任何人都不可能完美无缺。科比退役有种种客观原因，也有不可抗拒的健康因素。所以我们尊重他的明智之举。但是即使他退出了 NBA，他的精神、人格和巨大的影响力是不会消退的。不单是在篮球界，在其他领域也一样。他的座右铭就是："我要做最好的球员，我要为球队赢得荣誉。"这正是他最真诚的自白和为之努力的目标。尤其难能可贵的是，在慎重考虑之后，科比为了篮球事业，为湖人队开拓重整局面的机会和个人的健康，毅然宣布退役。这种拿得起，放得下的魄力也不是每个人都能做到的。虽然，球界预言，科比退役之后，篮球界将出现暂时的"断层"，但是，绝非"前无古人，后无来者"，现在 NBA 已经拥有詹姆斯、杜兰特及库里等球星，相信只要坚持和学习他的精神，不久的将来，篮球界会重新出现像科比一样的杰出的球星。

我是一位篮球迷，但不是粉丝，十分的关注中国的三大球，特别是足球，希望能够早日冲出亚洲，进入世界，与世界强队较量，可惜等了漫长的三十年,这个愿望依然未能实现。纵观今日中国足球界,缺少的恰恰是科比那样的职业操守和执着精神,包括高超的技能。如果中国的足球界,包括篮球界、排球界,能够涌现几个像科比那样的球星,我相信未来的情况将会和过去现在不大一样。当然,这还需要体育战线的深化改革、全社会、足球运动员以及广大球迷的共同努力。

别了,伟大的科比!你可以感到自豪和骄傲,所有的篮球球迷将记住你离开 NBA 球场时挺拔的身影。你用事实证明了自己,你是我们心中的偶像和学习的榜样。

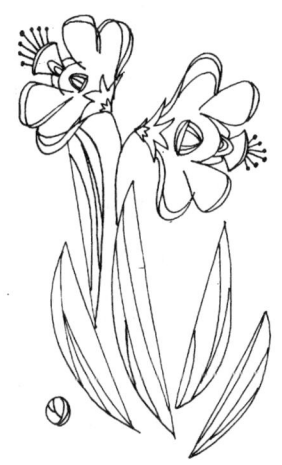

执　着

许多名人和著作都认为人生的成功秘诀是奋斗、执着加上天赋与运气(或者说是"机遇")。古往今来已有无数的事实证明这是正确的结论。所以前辈在教育后生时都会要求他们培养和坚持执着的精神。古训谓："心不清无以见道,志不确无以立功"就是包含执着之意。

回想自己在报考大学前已经确定将来从事的专业,可以说是抱着"非医不学,非医不为"的宗旨。之后从医学院走上工作岗位,又选择了走中西医结合之路,数十年来,孜孜不倦的学习、实践,矢志不渝,无怨无悔,总算成为一名略有成就的中西医结合工作者,始终以自己的知识和爱心为病家服务。好多年前,市委原组织部部长叶尚志同志赠我墨迹"锲而不舍,必有所求,济世活人,功德无量。"一直是我的励志铭。

然而,世间事物,绝非一成不变和无一例外,近来在准备学术讲稿时,接触到了多年前我和科室同事为开发治疗慢性丙型肝炎的新中药——松栀丸的往事。由于至今尚无主治慢性丙肝的中成药。而松栀丸是湖南一位中年女医务人员家传的蒙药秘方。经多年临床观察,对病毒性肝炎有较好的疗效。二〇〇六年她以私人创办的中药研究所与有关方面合作,期望开发我国第一个治慢性丙肝的中成药——松栀丸。几年来,她贷款、举债、申请政府资助、发动全家投入这个项目,自己不顾疲劳,到处奔波,多方求助,我们被她执着的精神所感动,也尽力给予帮助、支持,历经七年,费尽周折,终于成功研发出填补国内治疗丙肝空白的新药——松栀丸,并且获得国家的新药证书。此时据我所知,那位女所长已经借了几千万元的债,还投入了她的个人资产,至于花费的精力更难以估计,应该说这是她的执着和努力取得的成果。

拿到了新药证书,按理说新药可以顺利上市用于临床,但是女所长的思路和策略使本来可以开花结果的好事遇到了麻烦和挫折。由于发明人坚持要独立开发、生产和销售松栀丸,而生产厂家尚不具备GMP的要求,需要再投入相当多的经费进行改造,所以又延迟了两年。在新药正式投产后,据说她要自主经营和销售,所以产品迟迟不能正常上市和打开市场,虽距获得新药证书已经过了六年,但松栀丸仍不能在医院供应和使用,实在令人叹息,现今无论西药、中药,药物的研发、生产和销售都不可能是一手包办,需要联合有关的企业共同运作,才能取得相应的社会效益和经济效益。如果按照那位执着的女所长的思路和做法,那么这个新产品是不大可能取得预期效益的。我曾和她联系过两次,也坦率地说了自己的看法和建议,可惜没有产生效果,眼看到手的成果束之高阁,既是可惜,却又无能为力。现在想来,可能是那位女所长过于执着的性格,才会造成这样的后果。如果说过去的执着是成功的条件和基础,那么现在不合情理的"执着"给她带来了困难和阻碍。这个实例说明一个道理,处理事情的思路、策略和方法都要符合客观规律,不能脱离实际,切忌自以为是,如果一意孤行,把执着精神变成了执迷不悟,很有可能意味从成功走向失败。如果不分何时、何地、何事、何人都坚持"只有想不到,没有办不到"的豪言壮语都能成为现实,那么世界就不会是今天的这个样子了。

从辩证角度而言,似与"执着"相左的处世哲学,诸如"尽人事,听天命,顺其自然"和"适者生存""乐天知命""随遇而安"等似乎也有一定的道理,关键是要根据不同的时间,不同的环境,不同的对象,不同的条件,采取不同的对策,既不可轻易言弃,也不能强求其成。

无论如何,我仍然惦记和钦佩这位曾经的合作者,而今年过花甲的"女强人"的那种执着的精神,因为这毕竟是大多数成功者必须具备的素质和条件,同时默祝她的美好心愿能够尽早成为迟到的现实。

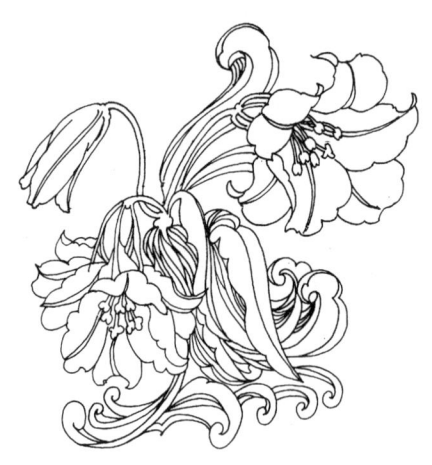

青春寄语

——在华政国际法学院毕业生晚会上的致词

各位老师、各位同学：

大家晚上好！

我是本届毕业生顾方舟同学的外祖父，一名中医老教授。下午刚从外地赶来参加今天的晚会。

灼灼岁序，恰似晨露。以梦为马，不负韶华。五十三年前，我也与你们一样，恰同学少年，风华正茂，穿着一身帅气的学士服，怀揣着依依不舍与凌云壮志，告别了我的母校上海第一医科大学。半个世纪以后，你们也顺利完成了大学的学业，即将踏上社会。作为你们的长辈，我想与你们分享发自肺腑的毕业赠言，聊表此时此刻的心情。

首先是由衷的祝福，祝贺你们在华政园里洒下了几多的汗水，熬过了几多的不眠之夜后，终于完成了艰巨的学习任务。四年的大学生涯画上了圆满的句号。不久你们即将走上不同的道理。千里之行，始于足下；锲而不舍，必有所成，衷心祝愿你们今后的人生之路一帆风顺。

其次是感激。四年中,华东政法大学的老师们为你们的成长付出了巨大的努力与心血。无论今后身在何方,你们不能也不应该忘记自己的母校与恩师。在此激动人心的时刻,请接受作为家长的我们向华政园里的所有老师送上真诚的感谢。

第三也是最重要的,是希望你们永远不要停下学习的脚步。"学如逆水行舟,不进则退。"每个人都希望自己成为榜样,虽然对年轻的你们而言这还只是一个遥远的梦想,但都是努力的方向。青年人既不要好高骛远,也不能安于仰望星空,更要脚踏实地,勇敢地实现自己的抱负与志向。好学成才,善思成功。望你们不忘初心,必得始终。

我的学生曾经问我:"王老,您觉得是学医好还是学法律好?"我的回答是:"都好,只不过两者的使命不同。医者,专治患者之病;而法者,乃治社会之疾。"作为法学院的你们首先要承担起的是以你所学,化为所用,守护公平与正义的社会责任。随着"一带一路"倡议而来的,是作为国际法学生的你们所面临的无限机遇,诚然,也是你们应当承担起的时代责任。

最后,即兴凑得对联一副,与各位毕业生们道声再见。

回眸往事激情如潮　喜看今朝分外自豪。
道声珍重莫忘今宵　共祝华政明天更好!

谨祝诸君"春风得意马蹄疾,一日看尽长安花"。
谢谢大家!

二〇一七年六月十三日

向詹姆斯致敬

刚刚看完2017—2018年NBA东部决赛第七场。由昔日"小皇帝"领衔的骑士队最后一以4∶3淘汰了本年度的黑马凯尔特人队,从而晋级总决赛。

我是一名篮球爱好者,只要有机会都会观赏每年的NBA的球赛。在我的心目中两个球星是我的偶像。一名是已经退役的湖人队员科比,我曾经写过一篇短文——《伟大的科比》,表达了对他的崇敬。另一位就是叱咤球场近二十年,今年已经34岁的詹姆斯,从他的身上,我们可以悟到很多做人做事的道理和风格。

"坚忍不拔,从不言败",骑士队一直是美国东部球队的强队,已经连续数次打进NBA总决赛,在2014—2015年夺得两届总冠军。但是他们的成功并不是一帆风顺的,以今年一届为例,在先输掉第一、第二两场以后,第三场天王山之战又告败北,但是他们没有气馁,更没有放弃,而是拼足全力,拿下了第三、四场比赛,而晋级总决赛。即使在第七场,也是在开局落后12分的困境下,顽强的战斗,詹姆斯带领他的球队反败为胜。这中间除了战术和技术之外,球队的灵魂无疑发挥了重要的作用,似乎只要詹姆斯在场,球队就能够取胜。这种信念和斗志应该说是球队取胜的力量源泉,如果你能看到他的"狮吼"面容,你就会相信这一点。

"勇于担当,力挽狂澜",在许多次的比赛中,尤其是决定球队命运的比赛中,詹姆斯几乎每次在关键时刻挺身而出,身先士卒,带领全体队员努力拼杀,直到最后取得胜利。因为他明白自己的责任,每当到了生死关头,他往往起到了"定海神针"的作用,从比分落后到追平再到超越,所以从他的身上,永远能够看到希望。当然比赛不可能是百赢而无一输,但是重要的是有那种"舍我其谁"的霸气。

"领袖风范,团队精神",詹姆斯之所以获得"小皇帝"的称号,除了他个人能力超群之外,还有他的魅力所在。任何集体都要有一位领袖,或者是领军人物作为核心,掌控全局把握方向,稳定军心。但是篮球是一项群体的竞技项目,如果单靠单打独斗,常常不能成功,更不要说常胜不败。如果说在当年詹姆斯更多依靠的是个人的力量,那么这几年的比赛当中,他越来越注意到发挥球队的整体合作,不再看到他一个人横冲直撞地上篮,他更多的是巧妙地助攻和传球,能够把场上的队员全部调动起来,更好地配合,这种集体的力量是无穷的。

"壮志未已,不言身退"。一般说来,34岁的年龄,对于大多数运动员而言,已经是"老人",特别是体力随之减退,在运动场上的风光越来越淡,所以有一些如日中天的大牌球星选择了急流勇退,这并不是错误或坏事。但是詹姆斯没有公布他未来的打算,或者明确宣布自己告别篮坛的日子,我想他可能还会打下去,为了他热爱的篮球事业和他的球队,以及全世界无数的粉丝,还会在球场上奔跑、抢断、突破……继续展现"小皇帝"的雄风。

对詹皇的敬佩,并不是总冠军的金戒指,而是他勇往直前、无与伦比的力量和永不放弃、拼搏到底的气势。总有一天,詹姆斯会从他的王位上退下来,但是他可以无愧地向世人宣告,他把一生都献给了篮球事业,他也无愧于"詹皇"这个称号,他的名字一定会登上"名人堂"。

詹姆斯为我们展示了一名成功者的范例,其实每个行业、每个领域都可以找到这样的人物,如果更多的人能够具备这样的精神和能力,那么世界就会变得更加美好和多彩。当今全球最耀眼的足球之星里奥·梅西在一个广告中说过这样的话,值得玩味,"我不是天生强大,我只是天生要强。"这句话应该成为在成功之路上攀登者的座右铭。

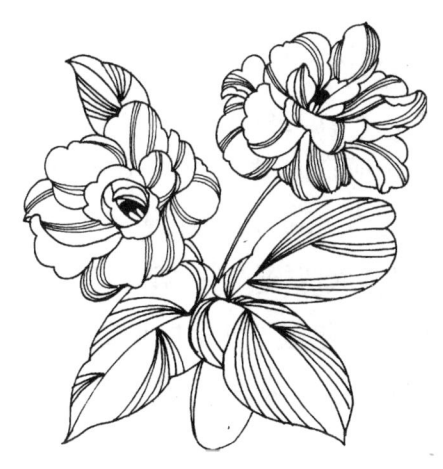

谋事之道

退休之前,参与无数次会议和讨论,大多是为事业、医院、友人和自己出谋划策的活儿。如今回想起来,有对有错,有得有失。固然原因很多,但总结起来,正应古人所言"谋事在人,成事在天"。无论对于错、得与失,都是过往之事,不必多去探究。

不久前,应医院同事之请,赴外地"出差",任务是为某名人拟办医养基地之事提供咨询。我年近八十,本当婉言谢绝,但一则对方盛情难却,二则所谋之事与本行有关,故应允赴约。也算是发挥余热的一点心意。

历来,每个人无论为人或为己谋事,都有自己的原则,简言之,君子乐于成人之美,小人则唯利是图。说到底,是把良心放在什么位置。凡是不涉及本人利害的谋事,我都会遵守三个原则,即所谓谋事之道。

第一,认真。首先是与自己本行无关或自己根本不知或知之甚少之事,我都不会参与。设想别人请我策划开酒店或商铺,难道也可以答应?当然不行。不知者不可为,这是成功的首决条件。如果接受任务,那么必须认真对待,要了解任务或项目的目的、计划、基本条件。

以办医院或疗养院为例,必须了解包括地点、人口、交通、经济水平、同类单位分布、投资力度与渠道,还有很重要的是当地政府的相关政策和发展规划等。只有了解这些情况,才能进行可能性或不可能性的分析,为最优决策提供依据。千万不能赶时髦、看风向,头脑发热,轻率上马。到头来,一事无成,悔之晚矣。反之,也不可谨小慎微、优柔寡断,到头来坐失良机,同样悔之莫及。对于投资者而言,把事办成是目的,正确决策是关键。

其次,真言。办事总有成败两种可能,并无百分之百的把握。在谋事过程中,必须说真话。具体而言,要从正反两面加以比较和分析,有利和不利、可行和不可行、顺利和麻烦,都要讲清楚,不要无原则地迎合某些意见,更不要只讲好的、有利的、可行的方面,从而可能误导决策。当然,这样做会得罪别人或不受欢迎。但是我认为说真话是为人谋事的最重要的一点。"人无远虑,必有近忧""狡兔三窟""未雨绸缪"等成语都是谋事的经验总结,且绝对可以相信。我在献策时,特别喜欢讲"坏话"或"泼冷水"。这绝非不想办成事情,而是希望把事办好。宁可"杞人忧天",不可"无功而弃"。如果真把事办成,而且有头脑的创业者应该接受我的观点,因为最终得益的是他而不是别人。

第三,中庸。中国文化内涵十分丰富,中庸之道是为人处世的重要原则。中者,正常也;庸者,准确也。所以,中庸之道实际是正常和准确的代名词。如果办事能够做到中庸,即是成功。"中庸"不是折中、调和、墙头草或"捣糨糊"。当然中庸的含义中有不偏不倚的意思,所以,谋事的目标和手段能够做到"中庸",也是成功的保证。我主张事物的发展最好是"渐进式",一步一个脚印,循序渐进,止于臻美,这样比较符合客观规律。而"跨越式"的发展方式,事实上有其很大的局限性和不确定性,可能事与愿违的风险较大。明朝哲学家王阳明曾曰:"心之所想,力之所及。"是很有道理的。这样的教训过去和当今曾经有过,应该引以为戒。在制定计划时,既要做好顶层设计,也要留有余地。在实施过程中则要迎难而上,但有时也需要"应时而变"。

谋事,是为人和做事的学问之一,归根结底,要真正做到心想事成,既有道德的标准,也有深奥的技巧。回到开头所说,谋事在人,成事在天,似乎仍是冥冥之中的一个规律。但是不管如何,首要的在于"谋",无谋不成事。古今中外,一概如此。然不论成败得失,能抱"前生不畏,后生不悔"之理念,并能身体力行的,应该算是一位真正的成功者。

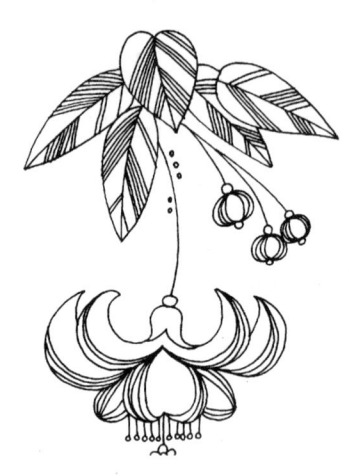

培养"高铁式"的中医人才

在第九届全球健康促进大会上,我国卫健委负责人提出了鼓舞人心的中国未来卫生和健康目标,再次把增强基础中医药服务能力列为国家卫生的重要任务之一。

要实现上述目标除了改革、投入、硬件设备之外,最重要的是要有广大中医药工作者的参与,特别是高质量的中医人才发挥重大的作用。

国医大师邓铁涛先生早就提出要培养一批"铁杆"的中医,经过多年的努力,在中医界确也涌现了一些立志中医事业的中青年中医人才,但是从整体和适应需求的角度分析,还是远远不够的,因而也影响了我国中医药发展的步伐。

窃以为,要根本解决中医发展道路上的难题,除了要有数量众多的中医之外,更重要的是需要提升中医的临床疗效和学术水平。作为中医事业的接班人不单要有"铁杆"的决心,还应该是医德好、学术精的高明中医师,通俗地说要既"铁"又"高"。事实证明,光"铁"不"高",难以发展,只"高"不"铁",难为中用,既"高"又"铁",可成大事,所以提出了要培养"高铁式"中医人才的建议。可以预言只有拥有足够的"高铁式"中医人才,中医药事业才能持续的发展。

中医学的发展,离不开继承发扬这一主题,这一议题至今仁者见仁、智者见智,自然允许有更多的探索,但纵观过去和现状,个人提出中医药继承发扬的四条底线:中医基础理论不要动摇;中医历史遗产不要丢掉;中医发展创新不要臆造;中西医学结合不要误导。之所以产生这一想法,确有多种事实为例,限于篇幅不能一一列举。守住这些底线,才能使中医的继承和发扬走在正确的轨道上。

当今培养中医人才的途径很多,继承工作是重要和有效的方式之一。经验表明,正确的继承目的和方法是取得成效的关键要素,无论是传者或承者,其实都具有"传"和"承"的双重身份和责任,本质上也是认知和实践结合的过程,所以一定要处理好这个关系。传者要有责任感和无私性,我的态度历来是"以身作则,倾囊相授,形似从游,渔鱼兼得",我在平时的带教和讲课中始终坚持以下的原则:对得起良心、讲得清道理、经得起推敲、派得上用场、看得到实效,或许这是大多数从学者认可和欢迎的方式。言传身教,要建立良好的师生关系。而作为承者,必须有"凡能教者,皆为吾师,凡有效者,皆为我用"之心,无论年龄、学历、职称,都要谦虚谨慎,好学不倦,才能不断上进,成名成才。这样传承工作必能取得更好的效果。

世界、国家、社会和人民对中医药寄予极大的希望,中医学也是中国可以为人类做出贡献的重要领域之一。因而作为中医领域的每个人都应为担当和完成这个崇高目标付出努力。虽然我们已经做了大量的工作,取得了不少的成绩,惜乎,离我们的既定目标还有较大的差距。古往今来,历史的发展规律应该是长江后浪推前浪,青出于蓝胜于蓝。平心而论,今日中医界却是后浪欠高,蓝多青少之势,令人扼腕。

无论是长一辈的中医大家,或是中青年中医工作者,必以振兴中医为己任,从我做起,从现在做起。抱守笃志而体的宗旨,不要管别人怎么说,也不要参加无谓的争论,脚踏实地做自己应该和能够做好的事情。

　　高明又铁杆的中医人,加油!加油!!

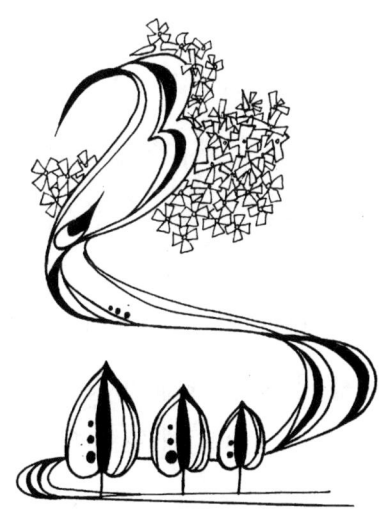

金婚感言

仿佛时空穿越，时间回到了一九六六年十二月十七日，那天我和我的爱人结为夫妻，组成了一个新家庭。我们历经了五十年的风风雨雨，在"金婚"纪念日，一幕幕的情景又浮现在眼前，而最令我不能忘怀和感动的是我们真正体会到了"相濡以沫"的涵义。

曾有古语"夫妻本是同林鸟，大难到头各自飞"，可是值得庆幸的是我和她这对"鸟"无论遇到什么困难和挫折始终比翼双飞。结婚前，我花了三天的时间独自粉刷了老家的婚房，没有新添任何家具，婚后我们的经历令人感动。由于两人分居沪皖，既无家底，亦无资助，只靠两人的薪水维持生活。有一次为了到长风公园去玩，卖掉了家里的旧铜废铁；为了计划开支，我连邮票甚至火柴都记在账本上；而我们的一大笔费用都用作每年来往探视的交通费，难免有的朋友说我们为铁道部做了贡献。那时还没有上海直达马鞍山的火车，无论是她回上海或我赴安徽，都要转道南京。寒冷的冬天，要在候车室坐上四个多小时，忍饥受冻，再换车登程。每当此时，我的脑中会想起很多很多……女儿和儿子的出生更加增添了我们的负担，岳母和我爱人分别挑起了抚养和照顾他们的重担。在漫长的十二年分居生活中，唯一能安慰彼此精神生活的是往来的书信。我们曾把数百封的书信保存起来成了名副其实的"两地集"。我的女儿直到11岁才在上海落户；为了培养儿子，借钱送他去日本留学，依靠勤工俭学，历经辛苦才完成学业返国；为了妻子调沪工作，四处托人求情，找到对调对象后多次往来城乡，也曾背着几十斤重的纸板箱从上海赶到南汇横沔。一九七八年我爱人调回上海工作，一家团聚。即使这样，我们三代五人也有几年挤在25平方米的一间房内生活。这只是往事的一小部分，但确是真实的生活，而不是编造的故事，当然也成为永难忘却的记忆。

"相濡以沫"的出处是指夫妻在最艰难的情况下互相救助和支持的行为，也被誉为伴侣间最高尚的境界，当然也是一种考验。五十年中尽管我们之间曾有过不愉快、有过争执，甚至于矛盾，但是毕竟没有分手，这也十分难能可贵。回过头来，总结经验，我想不外是彼此遵循了众所周知的基本原则，一是以信相守，二是以诚相见，三是以真相待，四是以容相处，有了诚信、有了真爱、有了宽容，就能化解矛盾，和谐幸福。世上伴侣不论是否前生有缘，既成夫妻自应格外珍惜。家庭是国家和社会的基本单元，"家国天下"，可见家庭地位之重要，而夫妻是家庭的核心，和谐的夫妻关系是美满家庭的根本保证。常说的"家和万事兴"确有道理。

现今社会中，无论是已经或即将走进婚姻殿堂的人们都要慎重的思考，当你们作出了一生中重要的决定后，就要有足够的思想准备，在未来的婚姻和家庭生活中，自觉和真正担当起彼此的责任，共同维系你们的家庭。

铭记前事，勿忘感恩，这是为人的准则，在我们的金婚纪念日，我要感谢我的爱人为这个家庭作出的牺牲和贡献。应该说，她是一位贤妻良母，如果在几十年的生活中我有什么缺点，希望得到你的谅解。

我还要特别感谢我的岳母,正是由于她的付出起到了"雪中送炭"的作用,才使我们度过了最艰难的时光。毫不夸张地说,她是一位平凡而伟大的长者,我们会永远记得她。此外,也要感谢我们的子女小辈,他们为这个家庭增添了快乐和光彩,这也是我们最大的安慰。最后也要感谢我的学生和同事,你们也为我们家庭的幸福和完美锦上添花。

执子之手,与子偕老,这是每对伴侣的终生承诺和美好理想。愿天下有情人终成眷属,愿天下眷属都百年好合。

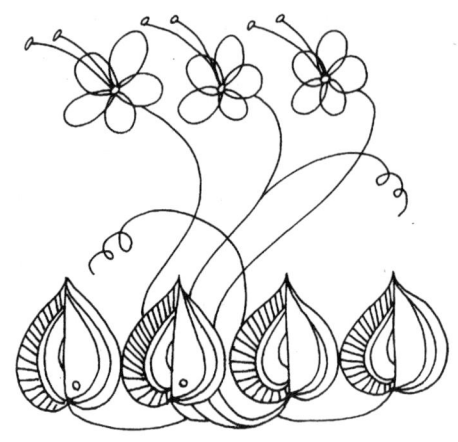

他不是丑陋的老头

这段时间每天都看电视剧——《觉醒年代》，无疑是很好的党史教育。43集的连贯阐述了中国共产党从萌芽到成立的经过，新文化运动和共产主义先驱的代表人物深深感动了自己。以陈独秀和李大钊为代表的一代人把共产主义思想传播到了中国，为中国的革命点燃了明灯，指出了方向。这段历史生动和有力地证明了一条真理：只有共产主义能够救中国，没有中国共产党就没有新中国。

看完电视剧之后深深受到一次生动的党史教育，也加深了对剧中一位旧知识分子的认识，就是那位在话报剧中翘着辫子、手拿烟斗的旧文化卫士——辜鸿铭。为了更多和更客观地了解这位一直受到批判的老朽，又仔细阅读了他的著作《中国人的精神》（又名《大义春秋》《原华》）使自己对这位老人的印象有所改变。在这本约12万字的著作中，他讲了很多以中国人和中华文明为主题的问题。电视剧中他所讲的中国人的精神只是书中很重要的一章，全书的核心内容我认为是"尊孔"和"复古"。当然，这不代表要全面肯定孔子的学说，但是有一些论述的确是中肯和合乎情理的，这点我们并不否定。辜老指出：中国人的性格和中国文明的特点是"深沉、博大、淳朴、加上灵敏",而这是地球上其他国家所不能全部具备的特质。

《中国人的精神》是他在北京东方学会宣读的论文,他认为人性是由多种因素构成的,比如温雅、同情、宽容、礼仪等。法国一位学者曾经说过"风格即人"。也就是说,每个人都有不同的风格,这就形成了人性的特质。在书中他指出"真正的中国人兼具成人的头脑和儿童的心灵。""中国人的精神是一种拥抱青春的警示,一种民族永生的精神"。这是一种看似新颖的结论,并非三言两语能够说明的。之后他以宗教和儒学为例做了更多的比较分析中对孔子和儒家学说做了精辟的阐述认为:孔子所教导的哲学与整套的道德体系用一句话概括就是"君子之道"。今天我们不去讨论这些论点的内涵或是正误(当然不可能是绝对的正确或错误)但是依我们所提倡的正确"三观"来判断,有些或许是正确和可取的东西。自然像"忠君""三纲五常"之类的论点必须批判和摒弃。关于这点他在本章的结尾已经表明中国人的精神并非一门学科、哲学或神学,中国人的精神不能被称作一种心态,而是一种心境,是一种"灵魂质地"。

看到这里可以初步了解辜老是如何理解和阐述中国人的精神的,反观其本人,也可看到中国人的某些特性,他性格倔强、自傲、迂腐,有时甚至蛮横。在整个中国革命初期甚至做了一些错事,讲了不少错话,但是我们在电视剧中也可以看到他的某些"正面"形象。在大是大非问题面前他没有同流合污,不做"落井下石"的坏事。虽然满腹经纶,还懂得九国语言和文字,也有很多著作,但最后仍穷愁潦倒病逝北京,只赢得学者和翻译家之名。国际友人来访中国言道可以不看三大殿,但不能不访辜鸿铭,足见他在国内外的地位和声望。最后辜老在书中对一位真正的中国人提出了定位即"有着成人的头脑和孩童的心灵;中国人的精神是灵魂与智力的和谐统一。"我想这点可能还需要我们更深刻地理解。

　　作为一个旧时代的文人和学者，历史和环境的限制不可能使之成为完人和先知。但是作为一个知识分子特别是高级知识分子应该具有仁爱、诚实、求真与优良的素质和人生观。对于辜老不能过于责备苛求，所以我认为更应该用客观和全面的态度分析和评价这位受人尊敬的文化老人。其实在他的其他著作中还有不少真知灼见，例如他把《中庸》译为《人生指南（$Conduct\ of\ life$）》，即使在今天仍然具有参考价值。这些都是后人值得研究的，特别是他的治学态度和观察分析问题的灵锐能力。

　　本文的结语：辜鸿铭是一位旧文化的卫道士，但他绝非电视剧中那个遭人嘲笑的丑陋的糟老头。

　　伟哉：中国的文明文化，中国人的精神。

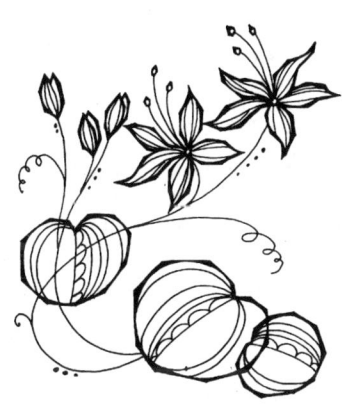

最爱普陀山

佛常与山有缘,中国的四大佛山几乎无人不晓。山西五台山是文殊菩萨的道场、四川峨眉山是普贤菩萨的道场、浙江普陀山乃观音菩萨的道场、安徽九华山则是地藏菩萨的道场。道场简单的理解大概是领地和属地的意思,或者说是某位菩萨的"基地"。

几座佛山各有其主,各有特色,各有职能,各有千秋,芸芸众生对其也各有所求。

四座佛山中,五台山去了一次,九华山、峨眉山去了数次,而次数最多的是到誉称海天佛国的普陀山。原因如何,其一缘于地理位置。普陀山位于浙江东海,距祖籍宁波和现居上海最近,往返较方便,可谓占据地理优势。其二,普陀山有水有山有洞,风光旖旎,环境幽静,到了山中不论何处都有心旷神怡、乐在其中的感觉,可谓风景这边独好。其三,此山乃观音大士的道场,名声在外,引来国内外无数男女,登山朝拜。在我和大多数人的心目中,似乎更熟悉、更敬仰、更膜拜的菩萨就是观音大士。如若不信,多数商家和宅居中供奉的都是观音,可谓一枝独秀。其四,观音菩萨能够满足许多人,包括本人在内的诸多诉求,民间都称观音菩萨"有求必应"。

癸酉年夏,"还愿"重登普陀,佛山早已今非昔比。除了佛地仙气之外,又增添了许多现代化的气息,但与佛山仍能融为一体,为广大游客提供了不少方便和舒适。每年赴普陀山的香客和游者络绎不绝,若遇观音诞辰更是人潮如涌,场面颇为壮观。但是当你独自盘坐在心字石上,和风拂面,涛声入耳,闭目养神,思绪万千。此刻身静心动的意境,真的别有一番体验。恰似观音一样,"佛身安坐莲花台,心中常念度众生"。

美哉,海天佛国普陀山,名不虚传,有生之年,仍想再来福地一游。

夜宿寺旁禅院,往事浮现,辗转反侧,不能成眠,七绝一首,补记留念。

佛海佛山佛自在,引得万众竞参拜。

夙愿成真三生幸,几回普陀入梦来。

孔子与苏格拉底

孔子(公元前551—前479)是世界和我国公认的伟大人物,是中国儒家的创立者和维护者。他的儒家学说影响和统治了中国两千多年,并且至今还有巨大的影响力。曾经看到国外对中国历史人物的评价,认为从古到今中国在世界历史上称得起伟大代表的只有二位,其中一位就是孔夫子。半部《论语》治天下,就高度概括了他的学生和后人对他思想全面和精辟的诠释。

无独有偶,在与孔子同时代的古希腊也出了一位被后人誉为"希腊三贤"之一的苏格拉底(公元前470—前399),还有他的两位超越他的徒子徒孙——柏拉图和亚里士多德。他是出生于普通人民家庭的学者和哲学家,对古代希腊的哲学发展做出了巨大的贡献,被称为西方的"教育始祖"。最近读了一本张君编纂的书——《什么是科学》。其中关于古代东西方关于科学及其他学科发展的观念和做法就明显地看到了两者的差异。本书从孔子和苏格拉底在教育理念和方法着手把两者做了对比,我认为是点中要害。他们二位都出生在平民人家,热爱读书,重视修身养性,致力于一生从事伦理道德方面的教育,而且都强调启发式的教育方法，也都采用"述而不作"的传授方式，用对话方式记录他们的言行。孔子留下了《论语》，苏格拉底留下的是他学生柏拉图撰写的《对话录》。但是细细分析，并且从现实结局评说，他们两位在教育理念和方法上还是有许多不同的，有的甚至是本质上的差别。而笔者认为，正是这种差别在很大程度上造成了迄今东西方在科学领域方面的差距。苏格拉底虽然对科学没有直接的贡献，但他的教育理念和方法都使得科学受益匪浅，简要概括起来，一是他认为道德和教育对国家更加重要，帮助人们以探索人生目的为责任。二是强调教育者必须有自己的自由思想和给学生以充分思考的自由。他认为教育者的作用是帮助受教者通过自由思考而诞生思想、知识，所以在他本人和优秀学生中能够树立"吾爱吾师，吾更爱真理"（亚里士多德语）的西方教育理念。三是苏格拉底崇尚的是"助产术式"教育，不是单纯的灌输知识，也不教育学者盲从知识，而是要独立思考。他不是采用一般教学的"标准答案式"讲解，而是应用"对话诘问"的形式与学生共同讨论，尤其是鼓励学生提出与老师不同的看法。那么，再看一下孔子的教育方式，一部《论语》都是孔子对于社会、人生、人际和宇宙的观点式评判，他要求学生全面了解和理解并且努力执行他所主张的一切，如"仁""礼""刚"等，并且要求学生提出自己或发展老师的思想，所以从古至今，孔子儒学提出的"三纲五常"和"一日为师终身为父"等观念牢固和长期的占据着主导地位。本书中有两句话十分中肯地指出了孔子和苏格拉底两者在教育理念和方法上的差别，即孔子教学生的目的是传授知识，而苏格拉底是帮助学生产生思想；苏格拉底教人以疑，孔子教人以信，如果细细品味，确实入木三分。那么，这样不同的教育理念和方法的结果是什么呢？主要是两方面，一是科学（或专业领域）的发展，二是高水平人才（东西方文化都称之为"圣""贤"）的脱颖而出。从孔子之后的相当长的历史时期，没有再出现可以与孔子平起平坐更不要谈是超过他的学生。从儒家理学角度来看，虽然后来有所发展，但仍难以逾越论语这座"大山"。儒学的发展也是经历了上上下下的曲折，甚至招来了被颠覆的危机。当然，这是涉及高深学术领域的问题，难以一时讲清。反观西方界苏格拉底的学生柏拉图和柏拉图的学生亚里士多德，都成了他的传承人，而在很多方面还超越了苏格拉底，包括西方历史和军事史的杰出代表人物，亚历山大大帝就是亚里士多德的学生之一。

顺便翻阅了一本书附录上列举的从公元前到今天的科学史人物谱共100位，其中西方世界（特别是古希腊和巴比伦）共89位，中国占了11位，这样的数字是不是能够部分解释一下现代东西方在科学领域的差距原因？当然，这绝对不是否定中国的文化和教育完全不如西方，因为还有其他许多方面的原因。但是毕竟教育关系到国家、民族，甚至于整个世界的未来，我们是否能够做一些反思和从中得到一些启示呢？

何时看破红尘

人在红尘中多少烦恼事,无论是谁只要身在大千世界之中绝对免不了喜怒哀乐、顺境逆境、成功失败等多种情况。每个人也就有了多种不同的结局,活得自在的自然心满意足,但如果老是遇到不称心如意的事情,或许有"生不逢时"之感随之就会生出种种烦恼,特别是年龄越来越大不知不觉也会产生某些想法和感触,也有相当部分的众生走入"佛"的境界去寻找答案或归宿,于是乎一语"看破红尘"就成了万试万灵的解药。

近日读了一位海外高僧所著的讲座集——《照妖镜》,虽然我并不是虔诚的佛教徒,但是在佛家著作中也有自认为可贵的知识和道理,有时静下心来想一想,对于平常百姓也是很有益的教诲。和中医药经典相似,佛经也是深不可测的学问,要弄懂弄通经典的几部佛经可能要花费终生的时间。据说真正达到佛法修学顶峰的佛家是极少的,如今真正佛教的继承者也越来越少了。

在《照妖镜》一书中,高僧用深入浅出的方法普及了佛家的经典教义,我认为其中不少是教我们如何"做人"的道理和方法。书中说,僧众是佛家的弟子,基本准则是不争、不贪、不求、不自私、不自利、不打妄语(狂妄),这些看起来很普通的要求很简单,但是要做到做好都不是容易的事情。相信很多人对前面所说的"五不"可能了解,不单佛家,在过去中国历史上这本就是教书立人的基本内容,历史证明任何人一生中的结局都离不开这几个方面,无论是成名成功或是沦为罪人或身败名裂也是因为这几个字,而更多的是随波逐流,或知难而退,中道止步。有多少人不走极端,到头来能够保持淡泊名利,就像宋朝的一位名人所言教诲他人要"处不争之地,乘独后之马",目的是求得安全和快乐。话虽如此,实际上在过去和现今的社会中有谁心甘情愿地遵循这样的处世之道。更何况"你不与人争,人要与你争,你乘独后马,自己找苦吃"是很常见的现象。好了别人,苦了自己,这倒是佛家教导的准则之一,在竞争越来越剧烈的社会中,年轻人能够接受这样的说法吗?面对现实有多少人能抵挡住诱惑,做到"与世无争",即使能够做到,恐怕也会被打上"阿Q先生"的帽子。不过话说回来,一个人的认识和智慧随着年龄的增长会逐渐发生改变。如今笔者已过朝杖之年,无论精力和体力都不如以前,虽然老而未朽但绝不勉强而为,对于名誉、地位和金钱真的不想再花力气去追求,尽管这些实际上并非真的全是"身外之物",不是自己过去和当今人们都在孜孜追求的东西吗?当然,如果每个人都不把这些放在心上,在学习、工作和生活的道路上滑到哪里是哪里,我们的国家和社会将成什么模样?可能这全是"杞人忧天",相信绝对不会出现的。

所以,现在自己常想的是还能为中医事业做多少事情,虽然并无良策,也无大功,但若能尽一点绵薄之力,也算是一份贡献。我坚持的原则是"细水长流,青灯长明",这样才能为人民多做一些事情,不单对己,包括老年的同道,也希望他们做到这样,我认为这并非佛家戒律所说的自私自利,其出发点是善意的。因为对于自己和一些同道而言,名望和金钱已经不是我们追求的目标。我们过去常说的没有看破红尘，说到底就是抛不开名利场，如果真的能正确地对待名和利、公和私，真的把"诚、信、爱、容"作为待人待己的准则，那么，世界就会离"真、善、美"更近一步，或者说，那时红尘已经被看"破"了。

《照妖镜》的作者出身农家，十几岁起拜了很多老师，传承了四五十代的法派，先后到我国各地、泰国、缅甸等地讲经传道，最后在美国旧金山设立佛学院，翻译了很多佛经，培养了许多佛家弟子，为佛教的传播光大作出很大的贡献，应该算是一位出色的佛教的继承人和开拓者。他的一句名言是"多念一声佛，少说一句话"。人生苦短，道路坎坷，细想人的一生也不过"生、死、得、失"四字，若能做到"得之无愧、失之无恨、生而无悔、死而无憾"可以算是真的达到了"看破红尘"的境界。

本人不是佛教徒，只是联系实际中觉得佛教中有些说法和主张，对于社会和大众还有一定的意义和价值，故而有感而发。

假如我是郎平

2020年东京奥运会已经接近尾声,并不是体育迷的我这一周下午和晚上都会准时坐在电视机前等着观看中国女排的比赛,一则中国女排是中国人的偶像和骄傲,二则我的老伴是女排的铁杆"粉丝",和所有人一样一直带着中国女排能卫冕成功的希望和祝愿。

正如那句话"人算不如天算",从第一场与土耳其比赛失利到三战三败,彻底失去进入八强的机会。昔日"打遍天下无敌手"的女排怎会如此,令人难解难信,真像女排主教练郎平所说"不知道是怎么回事""根本没料到这样的结果"。

直到最后二场以3∶0完胜意大利和阿根廷终于结束战斗,提前出局。凭良心说,对于战胜意大利那场比赛,我是有些看法的,就像网上说的那样,假使那场是女排决赛,对方也能打成那样吗?

过去的事就不必多提了,这几天网上的"评论"和"留言"可谓铺天盖地,从分析女排输赢原因到评价郎平的功过,当然还有女排的走向,真的是百家争鸣,实话实说。虽然有的明显带有偏见和责难,不过大家的心情可以理解,而且不乏有识之见。总的说来不外乎中国女排主力不应参加奥运会前的"练兵",过于自信乐观和临场用人不当。在我看来,几场输掉的排球,还真是技不如人。

关键是主教练郎平,可以想象在过去和以后的一段时间,她的心情绝对不能平静下来,并且不止一次地流露了卸任的想法,也能理解,但如果我是郎平的话,会作出什么举动和决定呢?

首先,必须全面反思,总结自己教练生涯的经验和教训,不管怎样,在中国运动史上郎平作出了巨大的贡献和立下过汗马功劳,全中国、全世界的观众都不能否认,但是回顾历史是否还有值得吸取的教训呢?网友和个别队员认为她身上的固执、主观或是感情用事用人,是否有点轻敌或准备不足,或过分迷信个别队员的实力,恐怕是吞下苦果的主要原因。

其次,在育人用人方面,与其他女排强国相比,中国女排还是做得不错的,虽说"三剑客"和"七仙女"还未被全面认可,但不管什么时候这是中国女排的象征和力量,没有这样的"三、七"组合,中国女排不会有今天这样的成绩。当然整支队伍肯定需要一个强有力的带头人,不是不要明星,但不能单纯依赖明星,在不少运动体育项目中更需要集体的智慧和配合,而缺了一个主力导致全盘皆输这样的情形在国内外皆可看到。一定要把眼光和希望放在年轻一代,不能把全部的担子压在老运动员身上。对于像李盈莹那样的新秀,要从现在开始严格要求、精心培育,更希望有更多像她那样的后起之秀能够接班,这样就不会出现"朱婷一走,就会输球"的被动局面。同样,其他集体运动项目如篮球、足球、接力赛……也可以引以为戒。

最后谈到郎平本人的去留问题。奥运会的失利作为主教练应当承担责任,如果郎平做出卸任的决定绝对无可非议,也在情理之中。不过个人认为承担责任并非只有辞职(而不是罢免)一种选择,中国女排过去需要郎平,今后一段时间内仍然需要郎平这样高水平的教练。

从女排的角度而言继承者能否使女排保持目前的水平不能断言，但是负面影响是绝对不能避免的。如果是我一定要干到2024年的巴黎奥运会，让中国女排重新站在最高领奖台上，这并不是梦想而是作为女排领头人和中国女排的责任和目标。个人觉得对于郎平而言，才算是在体育教练生涯中画上了圆满的句号。俗话说"从哪里跌倒就从哪里爬起来"，这才是中国女排精神的体现。当然，是去是留最后的决定还得看郎平自己的抉择。

归根到底，郎平不是法力无边的"神"，而是一位值得尊敬的"人"。相信中国的老百姓会记住郎平，记住中国女排，记住女排精神。

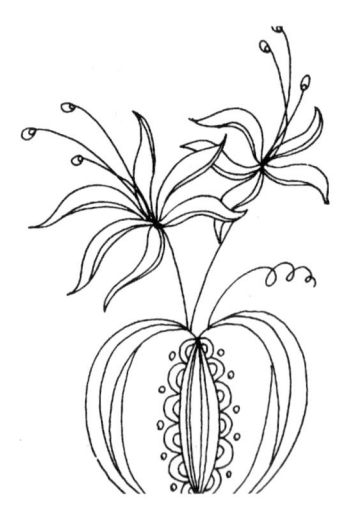

新目标,新希望

2022年3月1日,对于曙光医院来讲是一个重要的日子,这天医院的新领导班子正式上任。医院的第七任院长房敏同志在干部会上和大家见面并且表态要为医院的新发展努力工作。曙光医院开始了新的征程。

具有百年历史的曙光医院有着光辉的历程和骄人的业绩,长期以来就是全国中医医疗机构的领头羊和示范性标兵,在医学、科研、教学、管理等方面曾经取得很多的成就,为上海市和我国的中医药事业做出过很多的贡献。

多年以来,在医院的规模硬件设施,现代医学水平,经济效益方面有明显增长,但是不可忽视的是,由于全国中医药事业的发展和兄弟医院的快速进步,曙光医院在中医药方面的优势和特色有些淡化,尤其是有些中医专科专病的水平提高不快,在中医人才方面也有点青黄不接。

最近两年来,医院的发展受到影响。新的形势下,如何使医院有新的发展,如何恢复到以前医院的总体水平和地位,如何更好地为上海中医事业发挥更大的作用。这是形势对我们的要求,也是广大曙光人迫切的期望。医院党政领导班子已经明确了今后发展的方向和部署相关的工作。我个人理解是要在原有的土地上,重新塑造一个新的曙光西院。

在这样特殊的时期,完成这样一个新的目标,需要付出极大的努力,要进行必要的改革,要付出一定的代价。作为曙光医院的一分子,我想提出几点建议,供领导参考。

总的方针是:整顿、巩固、提高、发展,这不是时代的口号,而是我们实实在在需要做的事情。

第一,振中保西。要牢固抓紧医院的办院方向和宗旨。努力提高中医药的水平。中医院赖以生存和发展的基石,还是中医和中西医结合。回顾过去我院中医专科人才之雄厚,临床水平之高超,社会影响之广泛,可谓是无可比拟,不论何科何病都有名老中医和高水平的团队,都有疗效明显的特色制剂,虽不能说独步中医江湖,但绝对是群龙之首,当然现代医学水平的提高,当然也十分重要,可以起到保障和互补的作用。从我院现有的西医专业现状,应该是尽量保持现在的优势和适度的发展,而不是和综合性医院一争高下。

其二,"强内理外"。"内"是指医院的本身即大本营。"外"是指院外的协作网络,最近几年,几乎所有的医院都向外拓展,或者托管,或者兼并,或者搞联合体,无非是把医院的规模做大。但个人认为,医院的实力,特别是效益并不和规模成正比。这已经有不少单位的证明,实际上,是处理好质和量的关系,何况做大拓展,没有坚实的靠山是不行的,只有把大本营建设好,才有向外拓展的本钱。我们不能靠徒有虚名的宣传效应,也不是不要搞联合,而是要发挥真正的辐射和推进效应。

其三,讷言笃行。曙光医院声誉是靠几代人的共同努力做出来的,而不是靠讲出来的,目前各行各业的竞争日益加剧,更需要我们靠实力说话,我一贯主张,要先做后讲,多做少讲,或只做不讲,这不是保密而是一种战术,古代大家,如孔子、荀子等都提倡要"讷言敏行""谋定而动""三思后行",其实都是强调"慎言""敏行",任何事情都要有预先设计的实施方案,不但要考虑要不要做还要考虑能不能做,还要有如果不能实现方案则要留好后路和出路,这样才能把事情做成办好。

其四,知几而进。"几"乃指预见、机遇、条件等,作为医院领导要"早见、早谋、早行"。曙光医院曾经抓到了几次发展机遇,才有了较快的发展,当然机遇会不断出现,需要我们敏锐的观察,实事求是的分析,并且采取灵活善变的手法去抓住它,既不能坐失良机也不能守株待兔,一定要做到审时度势,循序渐进,讲究实效。

上面谈到的只是几个原则,具体的措施要靠领导来决策,不过任何单位的任何领导,尤其在新的发展阶段,需要做好几件事情,一抓干部、二抓人才、三抓专科、四抓经济,抓住这四件事情,很多事情就可以立竿见影,心想事成。实际上把总体规划和上面的四件事结合起来,就能成为拳头,虽然这些听起来像"官腔",也是老生常谈,但是要做到这些也要好好下功夫,做好了对于我们的工作和发展,会产生极大的推动力。

诚然,任何的时候千万不要忘记依靠群众,相信群众,为群众谋福利,这也是检验领导作风和品格的试金石,只有依靠、相信和为了群众,才能使我们不断前进,立于不败之地。

每个曙光人都对曙光医院的未来充满信心和希望,希望经过奋战。在浦西这片热土上涌现一座新的综合性中医医院的旗舰——上海中医药大学附属曙光医院(西院)。

漫话识相

每个生活在社会的人,都会碰到各种各样的人和事,所以也就有了如何"为人处事"这个命题,世界多姿多态,人也各不相同,所以我们会碰到或看到许多奇怪的现象,而每个人也会有不同的经历和结局,自己到了这个年龄,懂得不少的道理,但是总觉得很重要的一点是要学会和做到识相。

查了辞海"识相"是指看别人的眼色行事,我以为不尽如此。其实还有很多值得玩味的内容。

识相,首先要有自知之明,知道自己的长处和短处,地位和能力,责任和义务,换句话说,其中有很多因素在起作用,讲得简单一些,就是要知道自己该做和能做什么,既不要推诿,也不能硬揽,否则会事与愿违或得不偿失,比如作为领导和群众就应该有不同的作为,有些同志从领导岗位上退下来之后觉得有失落感,心情不佳,干劲不足,我的做法是当你不再是领导时,最好做到"不是应该你说的话少说或不说","不要你管的事情少管或不管",因为你不能解决问题。还有"不要走近已经不再属于你的位子"。因为只有这样才有可能对人对己都有好处。

识相,要能审时度势,什么时间、什么场合、什么对象,当然还有什么事情。讲什么话、做什么事,要有客观和冷静的分析和预测。因为不同时间、场合和形势时说的和做的所取得的效果是不一样的,我们当然希望好心办好事。根据各种情况做出决策和行动,时机不到不要盲动,知几而动,出手必达。也就是战略和战术,又比如为托人办事要有一个原则,明知办不到的事情不要强人所难,也不应该过多的麻烦和纠缠别人。

识相要能够表达得体,提意见、建议或者是批评,一定要注意方式、方法和态度,任何时候千万不要自以为是、盛气凌人、无理指责,我主张要平等待人、不亢不卑、以和为贵,有时点到为止,要使别人心服口服,愿意接受和改正,这就依靠语言艺术和力量。同样的人或事,不同的态度会取得不同的结果,如果事实证明自己错了,不要怕丢面子,要勇敢地承认错误,取得谅解,勇于改正错误。不能时过境迁,忘乎所以。低调做人,将功补过。只有这样,才能赢得别人的信任和尊重。

其实,书上说的很多故事是很好的例证,比如"韬光养晦""隐忍不发""用时则出,不用则退""不在其位不谋其政"等,都是识相的一种表现,有的甚至可能影响国家的命运,更重要的是涉及个人和人与人之间的关系,这里面大有学问。当然,我们所谓的识相,不包括涉及大是大非、社会道德等领域一些原则性问题。任何时候,绝不能以己之利颠倒是非、混淆黑白、随波逐流、同流合污,说出或做出损害国家和他人的言行。毫无疑问,这些根本不属于识相的范围,也违背了做人的基本原则。

在我看来,己所不欲,勿施于人,这是最大的识相。在现实生活中,要做到真正识相也并不容易。因为有主观原因、个人素质、社会经验和客观条件的影响。但理解和接受这个观点,确实是为人处世的一个重要的因素。从古到今,已有很多人和事都证明了这个道理。

俗话说,你如不识相,要吃辣伙酱(意思是要吃苦头或吃大亏)。当然,每个人都不希望有这样的结果。识相并不是单靠灌输而明白的,也不是一朝一夕能学会的,希望大家好好揣摩。

我以为,识相既是人品修养的表现之一,也是为人处事必要的心志和手段。你如果想在生活中少吃苦头、少撞墙头、少栽跟头,那就要时常记住这两个字——识相。

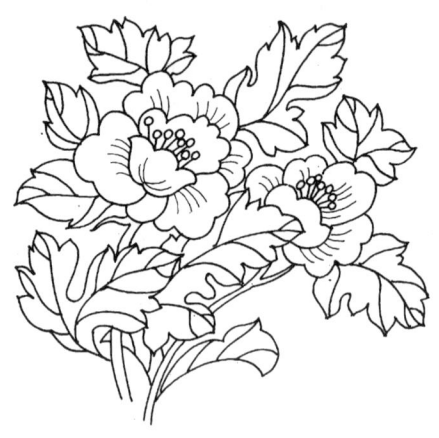

小事与大爱

每次坐车到医院上班,经过沪闵高架路的田林东路一带,会看到玫瑰花在高架旁边开放,我不懂花卉,估计这些玫瑰不会是名贵的花卉,但肯定是较好的品种之一。花朵很大,颜色鲜艳且多样,可以算是一条风景线。某日经过此地,只见花朵凋零散落,剩在枝头的也仅有小小的几朵红花,想来是,连续几天的高温把这些娇艳的花都烤焦了,奄奄一息,煞是可怜。可见无论何物都需要关心和爱护,如能有专人来浇灌,可能不会是如此结局。

由玫瑰联想到别的,看看站在马路中央指挥交通的警察、在路边工作的清洁工人、在单位大门口站岗的保安、骑车飞驶的外卖小哥……他们为了别人的生活和方便,烈日下挥汗劳作。比起坐在空调办公室中的上班族,真的是两个世界,其实人本来就是平等的,出现上述情况只是因为社会分工的不同,而不是谁应该做什么,如果没有了这些为别人带来舒适和安全的劳动者,我们每个人的生活将会是另外一种景象,想到这些真的有些为他们抱不平。当然,分工不同不可能让绝大多数的劳动者都从事一样的工作,但是我们可以从爱心出发,多想多关心一下他们是绝对可以做到的,比如看一下他们的工作环境,空调是否已经安装、防暑用品是否发放到位、休息的场所是否合适、工作时间安排是否合理,也可以表示一下慰问,送一块毛巾,一杯冰镇饮料或是一杯绿豆汤等,其实他们并不是缺少或必须有这些,只是能让他们体会到对他们的关爱,本来这都是些小事,但对他们来说无疑是一种及时的慰藉,过去从上到下这些都成了高温季节的常规,但是如今有些地方和有些单位似乎不再关心这些小事了,气温都一样,工作都很忙,困难也不少,但是如果我们有这份爱心和对不起眼小事的关心,就会收到不一样的结果,作为领导干部更应该懂得这点,设身处地或换位思考,如果两者调换一下工作岗位,你会有什么样的感受?可惜不是每个人会这样想和这样做,于是就成了无人问津的小事。

其实,有很多事情大家都熟悉,每年高考,市里会安排道路、接送的车辆、降温的空调,露天作业也有严格的劳动时间,发放高温津贴和防暑用品等。但是对许多应该关心和处理的问题没有想到或做到,起码也是工作职责不到位的一种表现,如果能一句话或举手之劳就可以解决的小事,而不去处理,这就是缺少爱心的缘故。我认为应该想一下如果自己或者亲友,碰到这种状况,应该怎么办?当然,不是任何事情事情都能靠"爱"解决的,但主要和可贵的是这份"心"。

说来说去,道理很简单。我们今天的社会需要更多更深和更真挚的爱,这是中华文明的核心思想,也是几千年来乃至今后仍然需要提倡的高贵品德和理念。爱不分大小、不分对象(除了敌人)、不分地域,也不分时限,而希望是无处不在,无时不在的,它可以带来幸福、快乐、安宁、和谐,是一种无形的巨大的力量。现今社会,风气有很大的进步和改善,但是青少年一代的品格教育还是存在不少的问题,报纸上揭露的学校"霸凌"事件,只顾自己,不顾他人,漠不关心社会生活以及愈演愈烈的追求享受的现象,都与"爱"的宗旨背道而驰,所以我们特别要教育如今的儿童青年,养成"大爱"精神,爱党、爱祖国、爱人、爱己,让人人都处于同一个有爱的天下。

我说这些很大程度不是特指某些人和现象,包括笔者自身在内,也有做得不够的地方,只是提倡不要忽视生活中的许多所谓小事,尽可能为爱心的传播做一点贡献,我们希望路上的玫瑰花能开得更加艳丽,爱心将会撒播大地,古人云"勿以善小而不为""大爱无垠,至善无痕"。歌曲《爱的奉献》中的一句唱词很富有哲理"只要人人都献出一点爱,世界将变成美好的人间"。

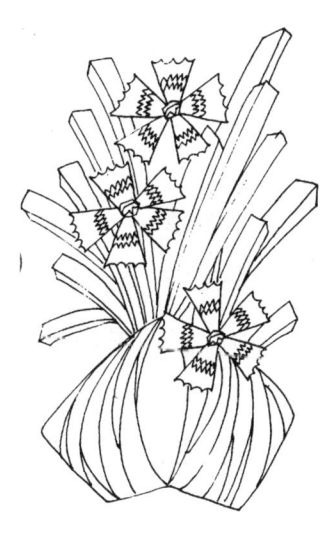

第一本房产证

手中捧着封面上烫有"中华人民共和国房屋产权证书"金字的赭红色的硬面文本，脑海中涌现出一幕幕的情景。度过八十年的岁月，才算有了属于自己一套二室二厅的住房。突然成了"有产者"，心里的感受确实难以用语言或文字表述。

1940年我出生在旧上海一幢老式里弄的厢房。在我十岁那年举家搬迁到了苏州河边的一条新式里弄底楼，东西两边连后厢房和天井，住房还算是宽敞。后来，由于父亲患病长年休养在家，加之我们兄妹三人求学，经济拮据，无奈把东厢房租给别家，客堂又被借用。一直到双亲去世，兄妹一直在这里居住。在我结婚那年，原来的前厢房成了婚房，好在分居两地，一年见面两次。女儿出生后由我岳母照看。为了便于照顾小孩，所以从居住了近二十年的老房子调到了新乐路的二间房屋，岳母大人也搬到了新房。虽然条件尚可，奈何我们分居两地，加之增添了小儿子，为了减轻经济压力，多年后又搬到了岳父母居住的住房的底楼，倒也还算合意。岳母逝世之后，原来他们的住房成了从外地调回上海的小姨子的家。这样一室内就住了我、岳父和女儿、儿子四人,当然,如果我爱人返沪也住在这里,成了"祖孙三代同堂"。这样的确给家庭生活带来了很多的麻烦,也不免产生一些矛盾。可以想象在这样的居住环境中,我的工作、学习都会受到影响,孩子们的学习条件也十分艰苦。就在这样的环境和条件下生活和学习,度过了难熬的十年时光。回想这段经历,这需要很大的毅力和意志。

到了1988年,组织上分配我一间小房,通过熟人换回了我们居住底楼的后房,虽然只增加了十余平方米,但我们都感觉得到了"解放"。终于,我们和儿女可以分房而卧了,全家似乎进入了一个"新世界"。

直到2002年,抓住了一个难得的机会把我们家对面一幢房子的二楼居住权买了下来,原来的房子就成了女儿的住房,一家三口生活在一起。儿子从日本留学回国工作在别处居住,原来的一家分居在三处生活,不过没有任何麻烦,就这样一直到了2017年的冬季。

随着年龄的增长,老爱人的膝关节活动欠利,每天上下六层楼梯不胜负担,所以和子女们商量迁居之事,他们都表示支持。恰巧有同事介绍,加上当时上海房价处于低位,决定在徐汇区购房,但实际上是以房换房。促使我下定决心的是我们三家可以住在一层,二梯三户正好容纳我们原是一家的三家人。这是很难得的机会,也是我的愿望,希望一家人能在一起生活,相互照顾,享受家庭的乐趣。记得当时售楼处的工作人员十分好奇问道,现今多数是老人和儿女分居,你们怎么反而挤到一处?我答道,因为我们有老观念,希望阖家团圆。

如今我们三家人搬到新居已有一年余,各方面都适应,除了我的"书屋"太小(仅有一平方米多)之外,一切都很满意。古话说"房宽不如心宽",我认为"心宽自觉房宽"。现在的条件与我结婚时相比,真的是不可同日而语。

我的故事只是想说明一个道理,每个人无论何时何地都不要怨天尤人,不要认命信运。而要相信"希望才有未来,付出才有回报"的真理。

当今社会,住房问题仍是有关人生的大事,多少青年盼望能有自己的住房,可以结婚成家、生儿育女,但房价使他们可望而不可即。我想造成这种现象有诸多因素,应该属于我们国家发展过程中的暂时困难,国家公布了许多关于解决住房问题的条例和办法,也建造了很多的经济型住房,通过不同方法和途径解决需要住房人群的困难,相信终有解决难题的一天。

今天的幸福来之不易,我手中的房产证就是历史见证之一。它证明我们国家在发展和进步,证明我们人民的生活越来越好。对于未来我们充满希望,也满怀感激。我们应该通过自己的努力在建设小康社会的事业中多作贡献,在推进社会发展的过程中,也不断提高个人的生活水平。"让居者有其屋"的目标不是梦想,相信一定能够实现。我盼望大家能像我一样,早一天能有一本属于自己房产证。

2019年12月15日,对于我来说,这是一个值得记住的日子。

百年大计,树人当先

我是上海中医药大学首批研究生导师,近四十年来先后培养了中西医结合专业硕士、博士和博士后约40余名。如今分散在国内外诸多医学或研究机构工作,其中多数已经成为相关学科的学术带头人和业务骨干,有的担任了医院或科室的领导,他们在各自的岗位上都作出了不同的成绩和贡献。

作为培养医药高层次人才的研究生教育,在中医药发展中具有极为重要的地位。四十年以来,中医自学、跟师和本科教学的确造就了一大批中医药的专业队伍,但是,要加快中医药事业的进步,提升中医药在健康服务体系中的作用和地位,特别是促使中医药走向世界的过程中,更加需要掌握现代科技能力和有创新性的中医药高层次人才,这也是振兴中国传统医学,造福人类健康的基石。四十年前恢复的研究生教育体制已经为形成这样的局面打下了良好的基础。今天看来,不可否认这是一件功在当代利在千秋的大事。在担任研究生导师几十年中,有不少的感想和体会。既看到了研究生工作的成绩,也看到了一些不足。如果客观的分析,涉及研究生教育体制、导师队伍、研究生自身、有关政策和管理制度等各种原因。我认为由于研究生教育的特点所定,最关键的在于"教"与"学",也就是导师和学生。我们要培养的是中医人才,而其核心目的是"育才",而不是一般意义上的"培人"。当然,质量与数量是有相关性的,但是作为研究生教育,我认为更重要的是"质"而非"量",虽然几十年来,硕士、博士的数量有了大幅的增长,但是极少涌现出新时代中医药的突出的代表性人物,这不能不说是一个遗憾。如果我们把西方医学和中医药做一个比较,就可以看出两者的不同结局。我国有不少青年的西医专家已经站到了西方医学的前列,在世界医学讲坛上发出了更大的声音。尽管中西医学有着不同的背景和特点,但还是有许多可以值得反思和深思的问题。

作为导师,我认为最重要的是明确责任,言传身教。首先,自己要爱中、信中、学中、用中、教中,有为中医事业献身的信念和行动,给中医药研究生树立榜样,这是一种原始动力。此外,还要毫无保留地把自己的知识和经验传授给学生,要有喜见后人超前人的宽阔胸怀,当然,更要落实在具体行动上,无论讲课、临证、指导课题等都要一丝不苟、严格要求,既培养研究生的基本功,使他们能够做到"既得渔,又得鱼"。同时,要发现和鼓励研究生的创新思维,培养他们的动手能力。事实上,这也是学生们最渴望的东西。

作为中医药研究生,既然走上了岐黄之路,就要树立终生奋斗的信念,不要受各种错误思潮的干涉和影响,要有责任感和荣誉感,因为你们是中医药事业的未来。在求学期间要培养良好的医术和医德,尽力摒弃和杜绝"不求进取""好高骛远""急功近利""见异思迁""浮躁自满"等不良之风,勤奋工作,早日长材。

回顾四十年中医药的研究生培养工作,已经取得不少可喜成就,但仍任重道远,例如中西医结合专业的高层次人才的培养目标和途径,从指导思想到具体方案还没有十分明晰的框架和计划,而这关系到未来我国新医学的创立和发展的大事,必须在行动上尽快解决。

如今,我虽年近八十,但仍参与医疗和继承人的指导工作。良驹常有,伯乐难遇,作为研究生导师,我愿以良师的标准要求自己,尽力为中医事业培养出矢志不渝、名副其实的良医。

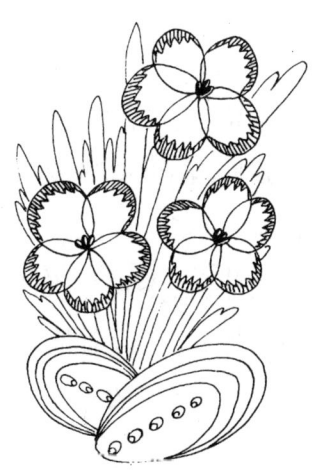

论为人之方圆

日前,换戴了新的腕表,是一款经典的方表。不过仔细一看,并非正方形的表壳和表面,四边其实都带有弧度,似圆非圆,似方非方。忽而由手表联想到做人,由此产生了一些想法。

记得几年前到广东佛山旅游,参观黄飞鸿纪念馆。在介绍的资料中,提到黄飞鸿和他前辈的为人之道,谓是"外圆内方"。意即做人的原则是外呈圆滑,内持方正。用现代的语言表述,就是既要有原则性,又要有灵活性。其实从古到今,历经多少朝代,这种为人处世的哲学曾受到大多数凡人的认同和模仿,也成为教育后人的范例。

方者,指道德、品格和行为的规矩和底线,带有"刚正"的内涵。凡是违法乱纪、损人利己、道德败坏、贪污敛财等涉及原则性问题,绝不能姑息为之。一旦越过这条线,轻则受人垢责,重则身败名裂。圆者,是处理事情的方法、方式或尺度。圆滑多被作为"贬词"。圆滑之徒常被人鄙视,其实非也!圆还有周全、婉转的意思,能做到圆滑的,并非都是坏事。万事皆有出因,加之种种客观情况各异,一旦上手处理,自然不能"一刀切",更何况还有惩前毖后、治病救人的出发点。在人际关系中,人情也经常发挥一定作用,不同的处理方法会有不同的结果。有时"柔性"的处理更易被人接受,其实这也属于处世的一种艺术。

不论方、圆或刚正、圆滑,判断其正误的标准只有一条,即是否符合做人的基本道德,和对他人或社会造成的后果,孔孟之道说到底就是教育大家做人的原则。

说到现实社会,方、圆之争始终不断,明显的事例是非判断大致相同,但有时也会看法不一、众说纷纭。究其原因,是圆者较受欢迎,而方者有时不免受到非议。不信但看方者处事,坚持原则,不循交情,然而常常到处碰壁,得罪他人,难成好事。而圆者常能一路绿灯,顺利过关,心想事成。说起来,这也是当今社会的怪象之一。其实,在我看来,关键是分清是非、掌握尺度。即"方应成矩,圆亦有轨"。原则问题不能让步或迁就,具体处理又要灵活机动,只要不违反基本原则,毕竟希望办成的事情能多一些。

写这篇短文的目的,绝非要各位多些圆滑,少些方正。而是希望在人际和社会交往中,正确地处理好这些关系,不断提高这方面的能力和技巧,把事情做得更好。

总之,为人之道应是方中有圆,圆中有方,该方不圆,该圆不方。以上谬论,不知诸君以为然否?

再领风骚六十年
——回顾曙光医院肝科成立六十周年

据院史记载,曙光医院肝科成立于1954年,迄今整整过去了六十年。今天全科同仁聚集一堂,回顾肝科艰难和引以为豪的历史,是一件很有意义的事情。六十年来,肝科从无到有、从小到大、从弱到强,凝集了几代人的心血和汗水。值此,我们缅怀已故的夏德馨、张鸿祥、汪汝杏、乔仰先等前辈,还有曾经在肝科工作过而已离开肝科的同道。今天在座的还有曾在肝科工作多年的老同事,他们都为科室的发展做出过很大的贡献,是肝科的有功之臣,我们向他们表示感谢和敬意。高月求主任要我讲一下肝科的发展史,要说的内容很多,我想概括成三个台阶、三条经验、三点希望与大家分享。

1954年成立肝炎科时,医护人员只有四五人,稍后有了由竹木搭建的十间简陋病房,隅于医院一角。我们不会忘记:夏老带着我们在冬冷夏暖漏水的病房中查房,在仅有的一间拥挤的诊察室中门诊,在合用的半间房中医护人员一起用餐。就在那样的艰苦条件下,肝科的同志任劳任怨,度过了三十个春秋。

二十世纪八十年代初，曙光医院成为全国七个重点建设的中医医院之一，而肝炎科成为重点投资建设的科室。1996年，在原有病房的基地上建起了三层的肝炎病区，并扩建了肝炎门诊，肝科登上了一个新的台阶。但是，我们仍然不会忘记：肝科医师常常放弃中午休息或工作到晚上七时后下班；护理部同志上班时手脚不停，下班时精疲力尽；为了争取新的科研项目，每年两次乘十一个小时长途汽车到江苏省淮阴市工作，中午在路边以烧饼充饥；寒冬腊月，午夜在北京冒着严寒来回奔跑，复印科研标书；夏老、张老不顾年高体弱，招收研究生，培养中医高级人才……辛勤的劳动换来了丰硕的成果，肝科在医疗、科研、教学方面取得了明显的进步和成果，从普通专科逐步成为上海市乃至全国的重点中医专科和临床医学中心，长期以来，无论是医疗服务、业务水平、科研成果、人才培养和经济收入等方面，在全院和上海市中医系统均名列前茅。

2004年，曙光医院东院建成。新建的肝科楼成为硬件基本齐全、软件基本到位的集医、教、研于一体的专科大楼。现代化的设计和功能，引来肝病同行的称羡，也有把它形容为"皇冠上的明珠"，成为医院的标志之一。

2008年，西院的三层小楼重新划归肝科成为西院的病房，东西两院联动，业务扩大，效益增长。在最近的十年，肝科又取得了许多骄人的业绩，医、教、研、管水平不断提升，更主要的是肝科有了高素质的学科骨干和团队，始终起着示范和先导的作用。

回顾肝科发展的历程，可以从中总结出不少经验，我认为主要的三条是继承发扬、中西结合和团结和谐。在肝科改、扩建之前的年月里，老一辈为我们留下了宝贵的学术遗产，他们毫无保留地把自己的经验传授给青年医师或研究生。二十世纪七十年代前夏老在应用苦寒法治疗急、慢性肝炎、"温病三宝"的正确使用，黄疸和臌胀病的论治都有独到的见解和疗效；张老运用清肺、疏肝、运脾为主的方法治疗乙肝；汪老善用草药改善肝功能的经验等，至今我们仍在临床应用。肝科年轻一代医师都能尊重和珍惜前辈传授的知识，使老一辈的经验得以继承和丰富。这种风气代代相传，形成了良好的学术氛围。更为重要的是，在继承的基础上，年轻一辈坚持创新，通过临床科研不断探索新的方药，如肝病从肾论治，补肾为主、清化为辅治疗慢性乙肝；清肝方治疗慢丙肝；清开方治疗亚临床肝性脑病；健脾补肾法治疗慢肝；健脾祛痰法治疗脂肪肝；肝舒贴治胁痛、消胀贴治臌胀；提出介黄理论；慢肝的免疫调控机制研究等，都是肝科集体智慧的结晶，不少项目获得了各级科技成果奖。由于正确处理好继承和发扬的关系，保证了科室持续的发展。

长期以来，肝科统一认识，排除干扰，坚持以中为主、中西结合的方向，在加强中医基础理论学习和研究的同时，有的放矢，学习和吸取现代医学科学的成果，应用先进的仪器设备明确诊断。坚持以中医药为主，对符合条件的患者合理使用西药（如抗病毒药），不但提高了临床疗效，降低了总体成本，增强了患者的依从性，并且提高了我院肝科的知名度，扩大了科室的影响力。诚然，目前中西结合的内涵、思路和方法还没有形成共识，但从医学发展的趋势和中医院面临的形势和承担的功能而言，积极探索和提高中西结合的水平，无疑是一条正确的途径。也可能是这样的原因，我院成为全国中医肝病重点专科协作组的组长单位。

六十年来，肝科的工作人员流动不多，但无论何时何地，肝科都是一个团结和谐的大家庭和高效率的工作团队。不分年龄大小、资历长短、职务高低、岗位不同，每个人都为肝科的发展尽心尽力，不计得失，这是一种难能可贵的集体精神。为了共同的目标，几年如一日的努力工作，互相帮助、互相尊重、互相爱护，克服了一个又一个的困难，解决了一个又一个的矛盾。这种良好的环境和氛围,使肝科具备了持久和较强的凝聚力和生命力。在漫长的岁月中,肝科每位同志都牢固树立"自立自强"的意识,大家都明白"自立才能自强,自强才能自立"。每位同志都能服从大局,经常沟通,使很多问题都迎刃而解。可以说,这是肝科宝贵的精神财富。

我认为,上面所说的三条经验不但保证、促进了肝科的持续发展,对于任何单位和科室而言,都具有一定的借鉴意义。

历史已翻过一页,成就只代表过去。在肝科进入第二个甲子之际,提出三个希望。

第一,要认清形势。虽然我们取得了公认的成绩,但是环顾中医药事业的发展现状,我们必须清醒地看到我们的不足。毋庸讳言,肝科在继承发扬中医特色优势、开拓临床科研的新思路、新方法;开发新药;提高中医治疗率;进一步降低药占比例;中医基础理论研究和培养高水平的中医人才等方面与先进单位和专科相比,还存在一定差距,还有优化和提升的空间。北京、湖南、湖北、广东、广西等地肝病专科发展势头很猛、速度很快,与我科原有的差距正在逐步缩小。这些都是我们潜在的竞争对手,如果掉以轻心,无所作为,也有被超越或替代的可能。

第二,要坚持肝科的优良传统和发展的道路。肝科的优良传统并非一朝一夕而成,亦不是一个人或几个人所为。古语云:"凡事破易立难",好的传统和作风如果不能坚持,就会影响科室的团结和战斗力,最终阻碍科室的发展。大家都要珍惜来之不易的荣誉和业绩,自觉地矢志不渝地加以维护,巩固成绩,改进不足,不断进步,使肝科永远立于不败之地,成为全国中医专科的表率。随着社会和事业的发展,还有许多没有碰到和需要解决的问题。"他山之石,可以攻玉",在实践中,我们应该勇于探索总结,创造新的经验。

第三,要加倍努力。我们已经做了很多工作,但是还有很多的工作需要我们去做,锲而不舍,持之以恒,是成功者决心和勇气的表现,面对新的形势,需要我们加倍努力。脚踏实地,实事求是,好学善思,永不止步。以往的教训,使我们明白这样一个道理:"快步才能领先,慢步就要落后,停步会被淘汰。"我特别寄厚望于青年医师,创业艰辛,守业更难。在肝科这个大家庭中,你们要刻苦学习,戒骄戒躁,敢于超越,通过自身的努力,争取早日成为"良医、名医、大医"。可以预言,曙光医院肝科的兴衰,很大程度上取决于你们的作为。

当然,肝科在发展壮大的过程中,历届各级领导和兄弟科室的帮助和支持,我们同样不会忘怀,因为我们是曙光大家庭中的一员。

回顾肝科的历史,就是要我们记住昨天,珍惜今天,向往明天。风雨六十年,打造了一个强大的中医优势特色专科,只要我们继续努力,相信再过五年、十年、二十年,肝科仍是曙光医院的品牌科室。

最后,戏成小诗二首,寄托我的祝贺。

贺曙光医院肝科成立六十周年(七绝二首)

(一)

欣逢甲子共怀旧,

披肝沥胆度春秋。

几经风雨同拼搏,

杏林奇葩分外秀。

(二)

往事依稀豪情添,

遥看前路更蜿蜒。

莫谓江郎才已尽,

再领风骚六十年。

更好发挥专家的作用
——在中医大系统专家委员会联谊会上的发言

各位领导、各位专家：

上午好！

首先,感谢并欢迎中医大专家委员会及兄弟医院专家委员会莅临我院,参加中医大系统首次专家委员会联谊活动。

曙光医院专家委员会成立时间较早,由原来的专家委员会和学术委员会合二为一,历经多次调整,现设主任一名、副主任三名、顾问一名、秘书一名、委员13名。专家委员会包括老、中、青各专业的学科带头人。在医院党政领导下,近几年来,根据专家委员会的工作条例做了一些工作,主要参与了涉及医院建设和发展的重要项目的申报、为学科 建设和人才培养等方面,参加论证,提出建议,为医院领导当好参谋,发挥咨询作用。但是由于本人水平和某些客观的原因,医院专家委员会的工作做得不够好,发挥的作用也不够大,今后要向校本部和兄弟单位学习,更加尽职尽责,做好各项工作。

随着教育卫生改革的不断深入,不少学院及其附属单位,越来重视专家委员会在治理本单位中的作用,而这一举措在本单位的建设和发展中确也起了积极的作用。任何时候、任何单位,党的领导和群众路线是搞好本单位工作的关键。而在教育科技卫生系统,专家具有特殊的地位和作用,在事业和单位的发展中,他们可以发挥智囊团的作用。以他们的事业心责任心和个人经验,为医院的建设和发展提供有益的策略和建议。虽然这并非必不可少或举足轻重的,但是至少是有一定价值的。

  为了今后更好的有效的发挥专家委员会的作用,我认为需要改进两方面的工作。首先,作为专家委员会的成员,必须发挥主观能动性,除了做好本职工作,要关心本单位的建设和发展,对过程中存在的问题作调查研究和客观的分析,从全局出发提出自己的看法和建议,供党政领导参考。不能"事不关己,高高挂起""明知问题,避而不谈"。对于一位专家,特别是党员专家,这是一种不负责任的行为。同时专家要对自己的品格和学术水平不断提出新的更高的要求,发挥榜样的作用,切实和认真地履行专家委员会的职能。其次,医院党政领导要进一步调动专家委员会的积极性,给予专家委员会更多的关心和支持,不能把专家委员会作为一种可有可无的摆设或工具。有关医院建设和发展的重大问题,多与专家委员会沟通,听取各种意见,特别是不同的意见,可根据需要对专家委员会提出任务和要求,进行专题调研,参与单位重大事项的讨论或论证,从而使决策更加正确合理和可行。同时通过专家委员会把医院的计划、任务、目标、措施向广大职工,特别是医师队伍进行宣传或解说,充分发挥专家委员会的引导和纽带作用,尽可能地把领导的想法和计划变成全院群众的共同愿望和行动指南,只有这样才能真正保证医院的规划和任务落到实处。随着改革的不断深化,积极探索和不断完善学校和医院新的管理模式,更好地为实践科学发展观。个人认为,近几年来,在这方面中医大专家委员会作出了很好的榜样。

　　当前,中医药事业正在沿着正确的方向发展,上海市的中医药事业与国内兄弟省、市和单位比较,还有一定的差距。归纳起来表现在"立意不够高""思路不够新""步子不够大""发展不够快"。这就需要我们每一位中医人付出更多的努力。实践证明,中医药的发展必须依靠全国中医界的努力,上海理应在推进全国中医药事业发展中发挥重大的作用,作为上海市中医药行业的主力军,中医大系统也要在上海市乃至全国中医药发展中作出更多的贡献,这是时代和国家赋予我们的职责。我们提倡在共同的目标下联合起来,而这种联合可以有不同的层次和形式,全国、区域、单位、专业都可以搞联合。中医大系统专家委员会联谊会就是一种很好的形式,在中医大系统搭建一个平台,各单位本着"加强沟通,经验共享、团结合作,和谐发展"的宗旨,在同一个舞台上唱响同一首歌,而且脚踏实地的做好工作,一定能够收到很好的效果。我们希望和相信专家委员会的成员都乐于作出这样的承诺。让我们在中医大和各单位党政的领导下,团结起来,奋发图强,共同努力,打造中医药事业更加美好的明天。

　　最后祝愿各位领导和专家身体健康,工作顺利!

二〇〇九年五月十五日

导师之导

书曰：学高为师，身正为范，从古到今，师道未变，严师出高徒，被认为是对师长的标准和要求。大量的事例又证明了此语不谬。纵观历史，无论数、理、化、天、地、生、文、史、哲多个专业领域大凡事有所成，影响后世的学者都有一个或几个高明的老师，在严师的培育和熏陶下，造就了一代又一代的接班人，推动者历史和社会的进步。

反顾当今的教育，虽然许多做法仍然值得效仿并发挥了很好的作用。作为一名培养中医人才的研究生导师，我担任中西医结合专业的研究生导师已有三十余年，迄今已培养博士后、博士、硕士凡40余名。回顾导师的经历，觉得颇有体会，书之请同道指点。

研究生作为专业高级人才的培养对象，主要是掌握更多的知识和创新思维及相应的技能。对其要求或评价也应该建立在上述标准之上。作为导师，如何正确地引导和传帮无疑起着主导的作用。

首先是培养他们的"德"，使他们树立正确的世界观、人生观和价值观，矢志不渝和脚踏实地朝着既定的方向发展。通过学习、选题、实验、论文等多个环节不断地提高。在这个过程中应该注意正确处理好有关问题。从研究生最基本的工作，即搞课题和写论文两方面谈起。我的体会是要有所为有所不为，简单而言做到"不强求""不苛求""不奢求"。

不强求，是指对研究生的研究课题不设框框。充分尊重和鼓励研究生发表自己的意见，发挥他们的智慧和想象，千万不要强加于人，要求学生按照导师的想法或计划去做他们不感兴趣的课题。我曾多次希望我的博士研究生搞"肝与目"的应用研究课题，但是始终无人愿意，当然有客观原因。但是如果强迫他们去做，估计不会成功。因此每个研究生的课题基本上都是他们自主选定或者感兴趣的题目。当学生选定课题之后，作为导师应该尽力帮助他们完善设计和方案，碰到困难一起分析，共同解决，这样才能激发他们的积极性和挖掘科研潜力。当然，在自愿的前提下尽可能鼓励学生开展本科室的重点和特色方面的研究工作。长期以来，肝科的博士后、博士和硕士研究生在补肾法治疗慢性肝炎的领域中进行了大量的研究，取得了不少成绩，从中也提高了他们本身的水平。遗憾的是现在相当多的研究生只是导师课题的执行者，他们不能自主开题，做他们想做的研究。而是按照"既定方案"完成工作，然后写出一篇论文，获取一纸学位文凭，虽然也有收获，但这并非培养研究生的初衷。说到写论文，除课程论文之外，还包括许多总结导师学术或临床经验的文章，同样也不应强求，学生写什么、如何写，要尊重他们的想法，我对待论文的原则是做到字斟句酌，力求词能达意，鼓励学生陈述己见，避免出现原则性错误，更希望研究生有个人的见解。这也是导师的基本功之一。

不苛求，这是一种策略和方法。俗话说"人无完人，金无足赤"，不论对人或对事都要有包容的态度。作为研究生，本身处在学习阶段，当然不可能做到十全十美。指导研究生读书，作为导师要告诉他们必须和希望他们读书的目录，我的原则是"开卷有益"和"博览广阅"，不但是中医经典,包括西医、文学、科技、哲学等方面的名著都对提高有很大帮助,每当读一本新书或重读一遍旧书,都会有新的收获,也会引发新的思考。以补肾法治肝病而言,无论是孙思邈所说"补脾不如补肾",或许学士主张的"补肾不如补脾"反复研究之后,有了较深的体会,实则"补肾补脾"自有异曲同工、殊途同归之处。因此,近年来按照在以补肾为主的基础上加入健脾之品治疗慢性肝炎使疗效有所提高,实验研究也证实了上述观点,应该说这也是一个"创新"。所以在做学问方面,千万不能只此一家,更不能唯我独尊。与此同时,同样要防止言必《内经》、方必《伤寒》的倾向,须知任何事物都在发展和进步,古代也有自成家法的医家,何况是二十世纪,更要有与时俱进敢于创新的精神。所以我总是鼓励和要求学生好学善思,不要拘束,不要畏惧,勇敢的打造出一片属于自己的天地。

不奢求。每个人都有自己的理想和追求,这是生命的动力,能够使理想变成现实固然是一件好事,但事实上绝不是凡事都能梦想成真,所以在任何时候,都要有一个限度,"只有想不到,没有做不到"只是一种过分的奢望。对研究生而言,导师应该对他们有严格的要求和期望,但是应该建立在正确的导向之上。我们都希望每个学生将来都像自己一样甚至超过自己,这本是一件好事,但是如果刻板地用这个目标和评价去要求学生,无疑会产生不满和遗憾,也会影响他们的积极性。不管结局是什么,只要他们能成为一名良医,对社会和大众有贡献就是不错的结果。对待研究生的工作,不要奢望老想获得成果,甚至于要求那一级的成果,因为这可能性不大,也不是我们的目的,反而在自己和学生的头上套上"紧箍"。撰写和发表论文也是一种锻炼,不论发表在何种杂志,不论是国外和国内,都是知识的补充和提高。可惜现今的高校和研究机构动辄要求论文发表在 SCI 期刊或国内中华牌的杂志,否则就不屑一顾。且不议论文的真正水平和价值如何,这本身就不合理,于是学术领域中急功近利、浮躁夸大,乃至弄虚作假沽名钓誉等不正之风随之而生甚至有扩大之势,以致闹出许多笑话和丑闻,可谓得不偿失。所以,我的态度是只要能够用心写作,实事求是,一概鼓励和肯定,绝不以论文的级别论英雄。天生我材必有用,不拘一格用人才,前人尚有如此胸怀,何况社会不断进步的今天。人才的评估标准绝不是学历、学位、职称、头衔、成果和论著的多少,而是对于社会进步和人类健康的贡献。中医先贤张仲景、叶天士、王清任等还有许多名不见经传的医家就是很好的典例。当然在现代我们希望能多出一些像屠呦呦、陈竺那样传承和发扬中医药事业的拔尖人才。

讲了许多,都是对研究生的要求。作为导师,既是教者也应该是学者,研究生的成长在很大程度上与导师有关,既然担负起培养的任务,就要尽职尽责。现实中不乏身边招收了十数名或更多名研究生的导师,看似勇挑重担,实则教不到位,管不尽责,到最后研究生论文答辩不能通过,几年苦功毁于一旦。于公于私,于师于生均难交代,所以导师必需以身作则,关心、指导、帮助自己的学生走好人生中这段重要的路程。

不强求、不苛求、不奢求,不单是在教学中的原则,对于个人和处理家庭、人际和社会关系也是如此。孔子曰:"己所不欲,勿施于人",我想这也是建设和谐社会的基本准则。

多余的话

　　写写停停,停停写写,《点墨散谭·续》终于完成了,2010年在我从医五十周年之余,《点墨散谭》首次付印,当时曾许诺在从医六十周年之时,再写一本续集。但是事务繁忙,只能抽空而作。加之这几年懒于动笔,所以断断续续至今,方告段落。

　　正所谓光阴如箭,不觉又老了十岁,精力已大不如前。幸喜头脑尚未朽空,还能学些和写些东西。

　　由于人在不同时期、不同年龄、不同环境有着不同身份和不同角度,观察思考问题肯定有所差异,所想的事情,和说的话语也不一样。续集基本上的格局与前书相同,收集了2012年以后的学术论著,而且大多数已正式发表的,杂感近五十篇和自己觉得有意思的照片几十张,也算是十年来的简单汇总。

　　因为不是学术专著,所以书的重点仍然是杂感部分,涉及的范围较广,由于本人不是专业作家,写作和文字水平有限。自评不是上乘之作,不过其中所说的都是真话、实话。难免也有错话、笑话,甚至废话,但是自认为绝无胡话,假话和大话。有些话可能当时不够正确,但今天看来还是对路的。也有今天看来是在理的但到若干年后证明是错的。不管如何我将之总结成一句话——"这是我想说的话"。写这些千字文的目的绝非附庸文人风雅,而是内心有感而发。我对自己和别人的为人之道希望最好都能做到五点:心地善一点、想得开一点、度量大一点、过得好一点、活得长一点。说也许容易,做到却有难度。

　　巴金先生在他晚年的著作中曾经这样说:"只有讲真话,才能够认真地活下去。"这是做人最起码的准则,我以为,无论是何人、何时,只要是用心写的书,读过之后,总会有一点体会、收获和长进。

　　胸中点墨本无多,且留饭余作闲谈。如果您能耐心地读完这本拙作,我会向您道声:"谢谢"。

二〇二二(壬寅)年立秋于从游阁

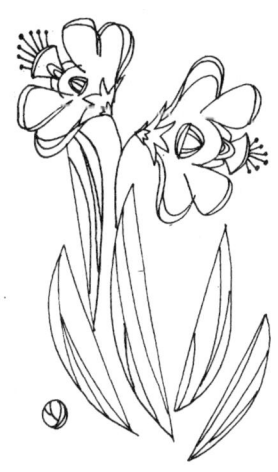

岁月留彩

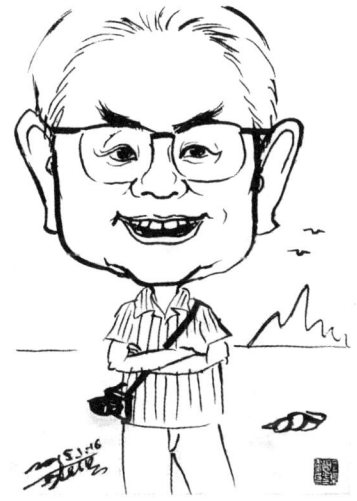

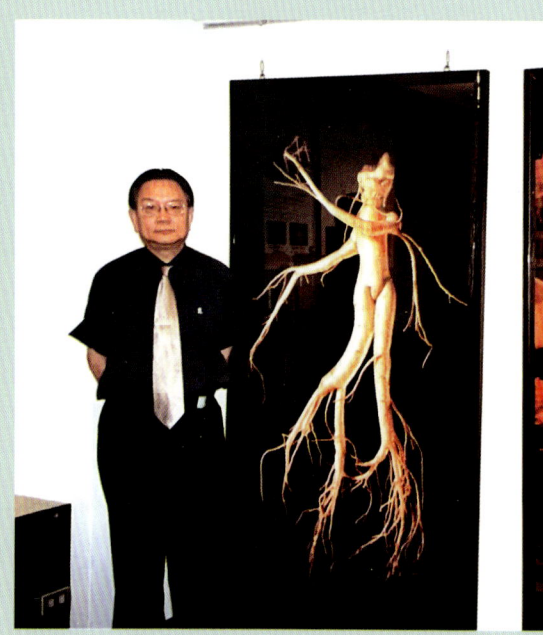
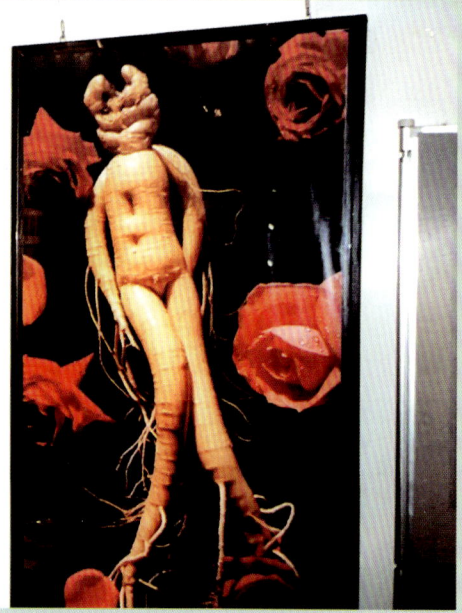

你见过这么大的人参吗?
摄于韩国某展览馆,时年六十一岁

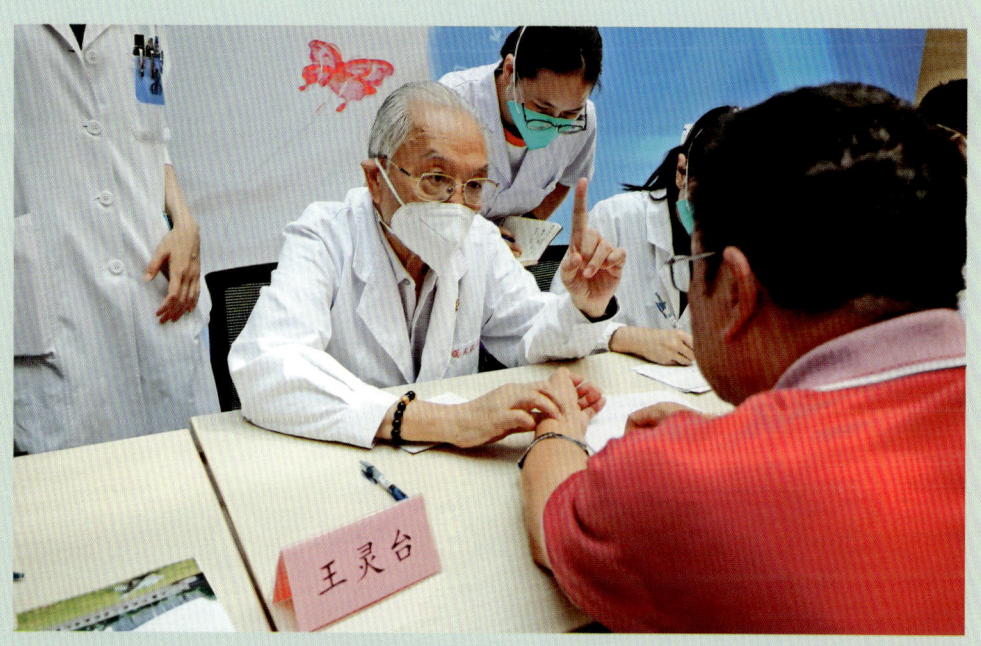

义诊现场
每年世界肝炎日全科都举办义诊,服务社会,造福于民

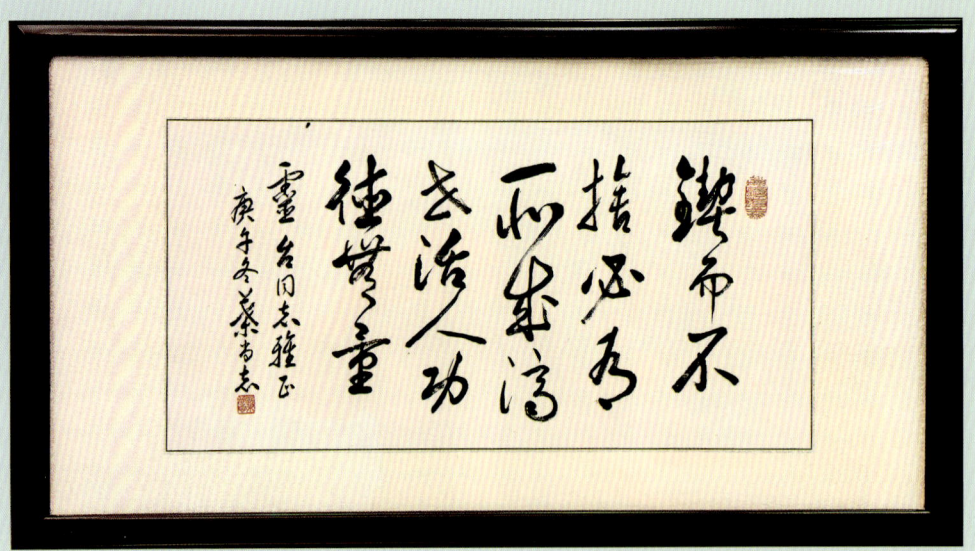

叶老题词
市委原组织部长叶尚志同志手书仍悬于办公室,激励自己并与同仁共勉

教学查房
年迈力不从心,只能偶尔为之,提倡查房、讲课、病例讨论结合的方式

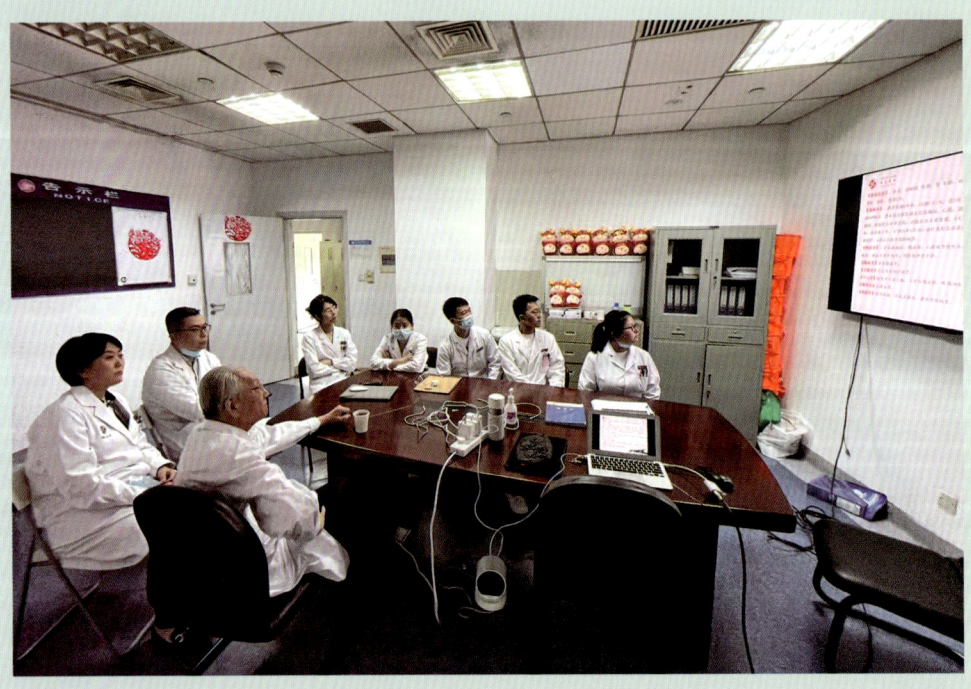

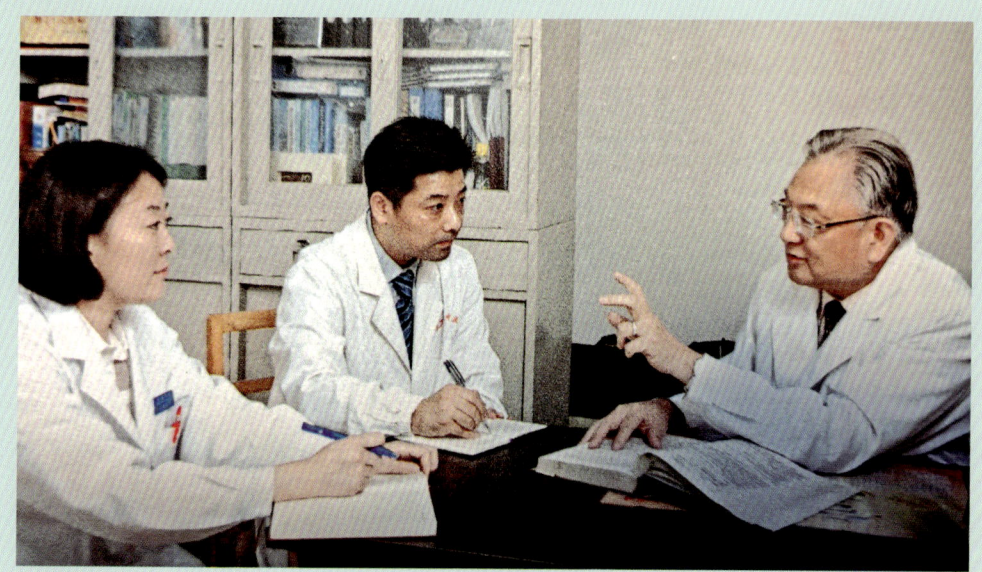

师生交流
指导中年人才培养中医栋梁
第二届全国名中医学术经验继承人
（左）孙学华（现任曙光医院肝病科主任）
（右）祝俊峰（现任岳阳医院肝病科主任）

从医50年与西医同仁合影
中西结合，携手共进，在防治肝病
的道路上，永远是战友

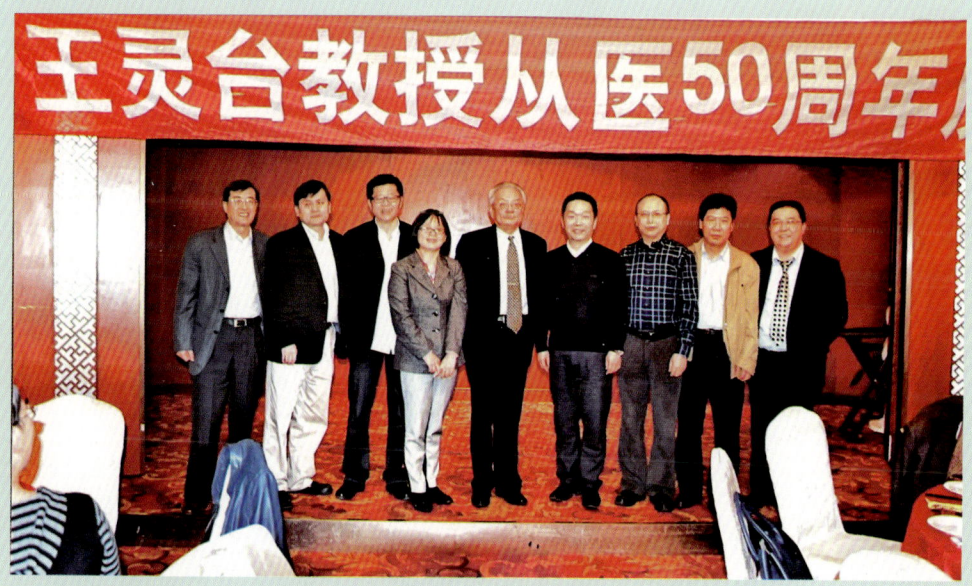

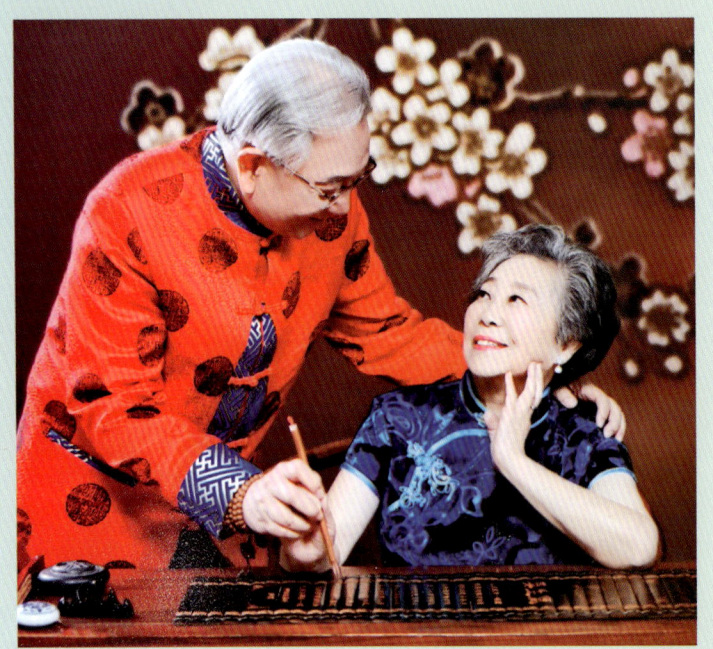

金婚合影
执子之手,与子偕老,婚时誓约,终成事实。功劳簿上有她的一半

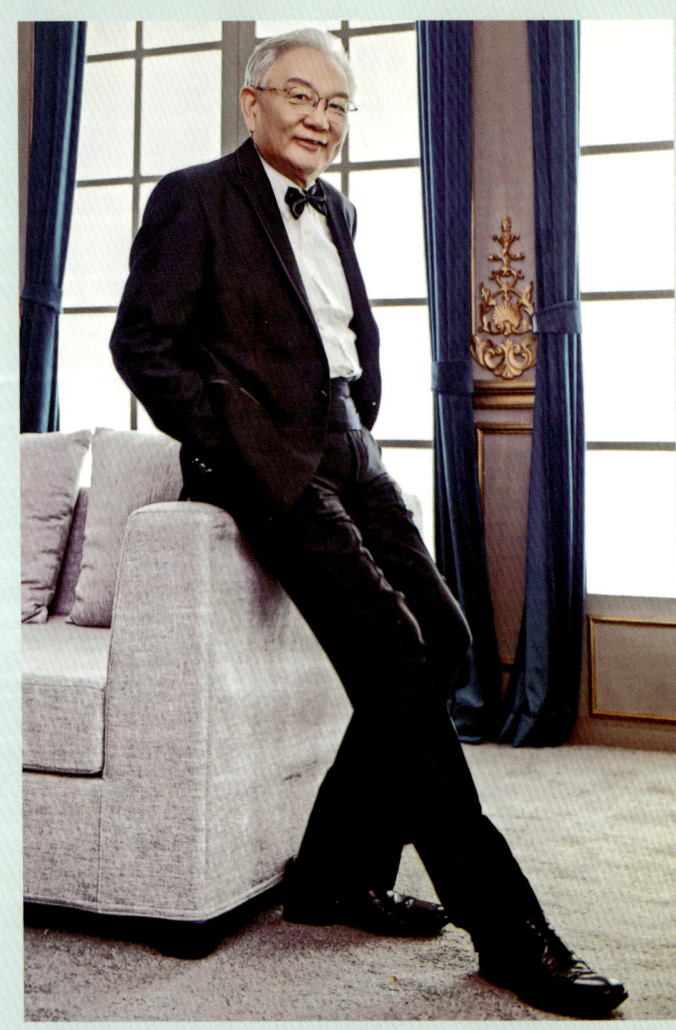

金婚纪念
你相信这是位77岁的老人吗?是否有点像长腿"欧巴"?也可以算是一位"老克勒"了

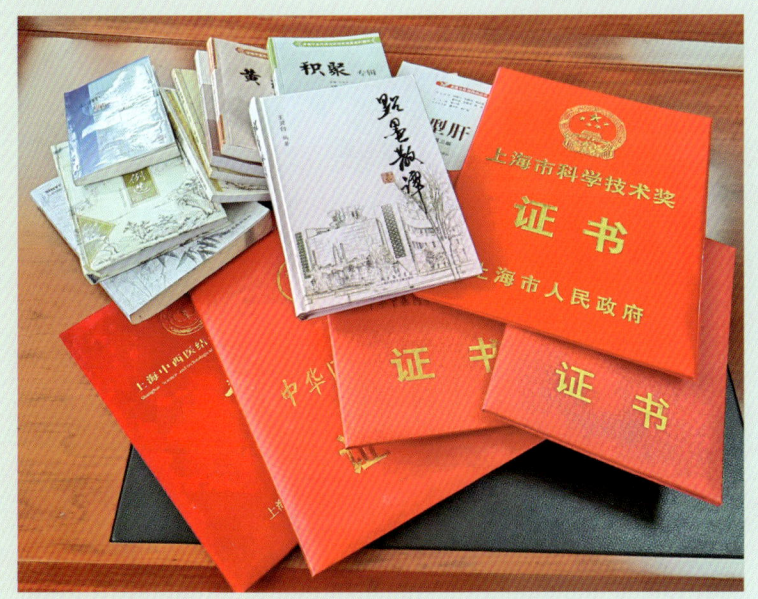

科技成果奖状
近几年来的获奖项目和部分著作,也是自己的努力和集体的成绩
《點墨散谭》贰集,尚有可读之处

肝科三代
这些都是曙光肝一科的"有功之臣"和未来的希望
也不要忘记曾为肝科发展做过贡献的老同志

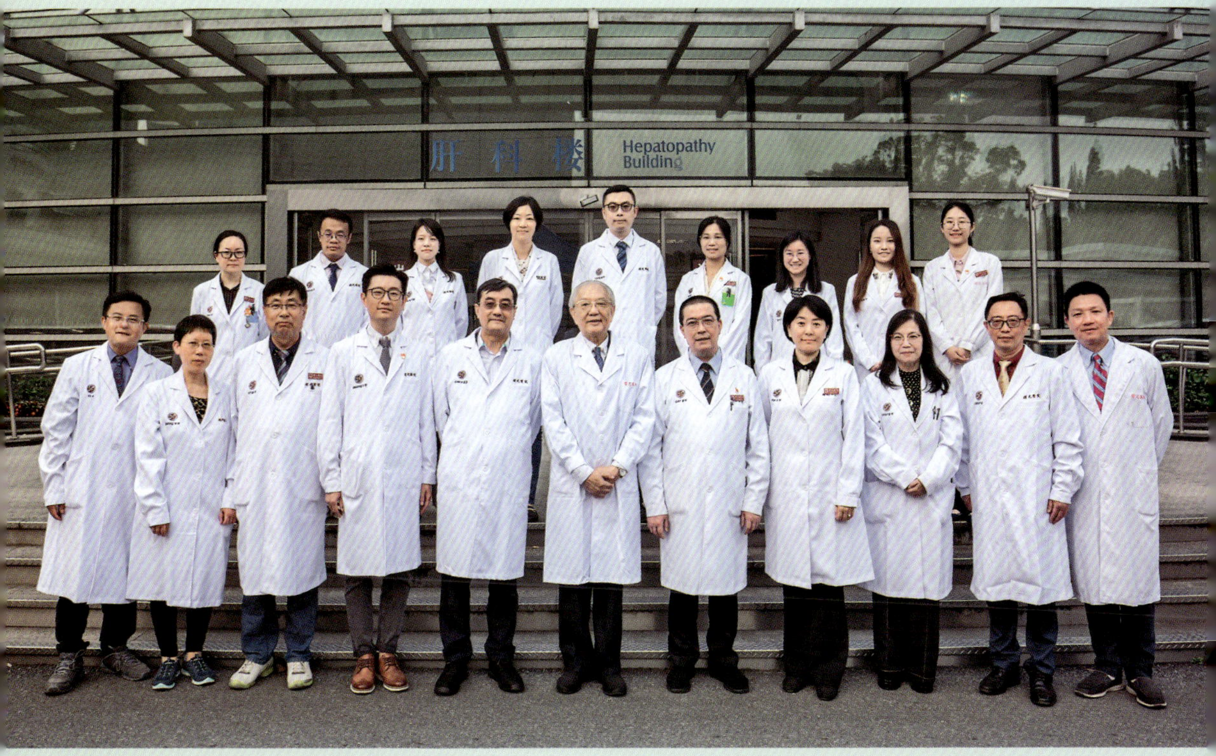

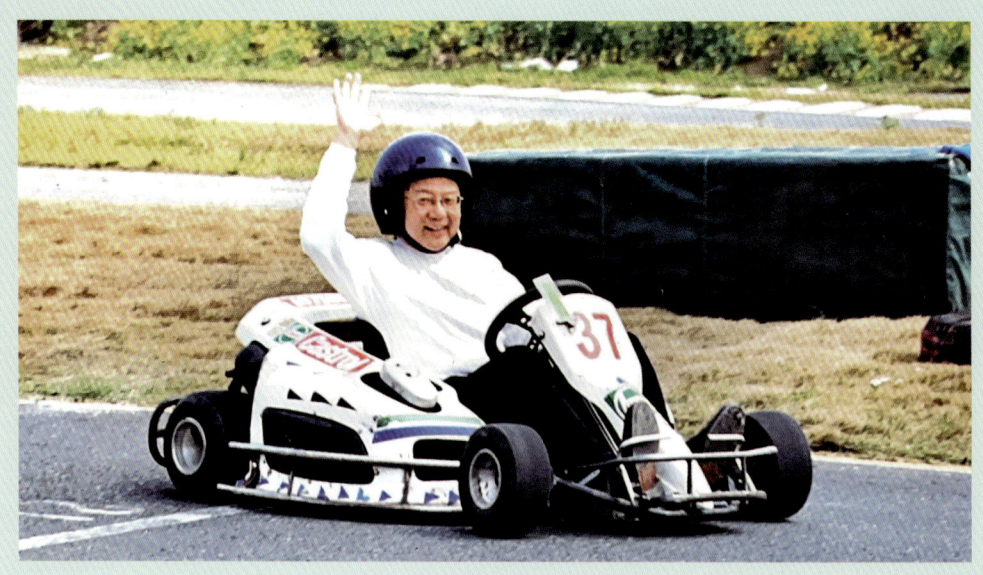

过把瘾
生平一憾事,未学会驾车,只能开"卡丁",亦算"过把瘾"。哈哈

新肝科全体同仁合影
四代同堂,人才济济
青出于蓝,未来可期
2023.2 聚会合影留念

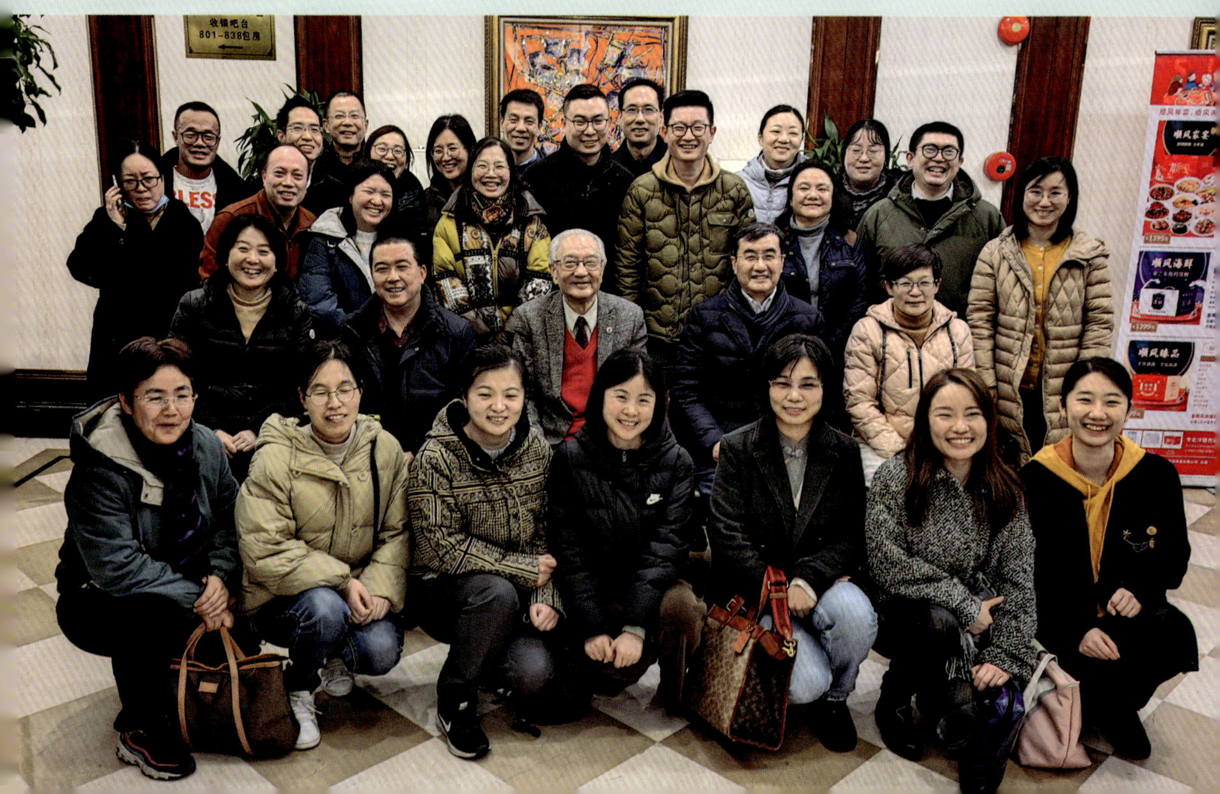

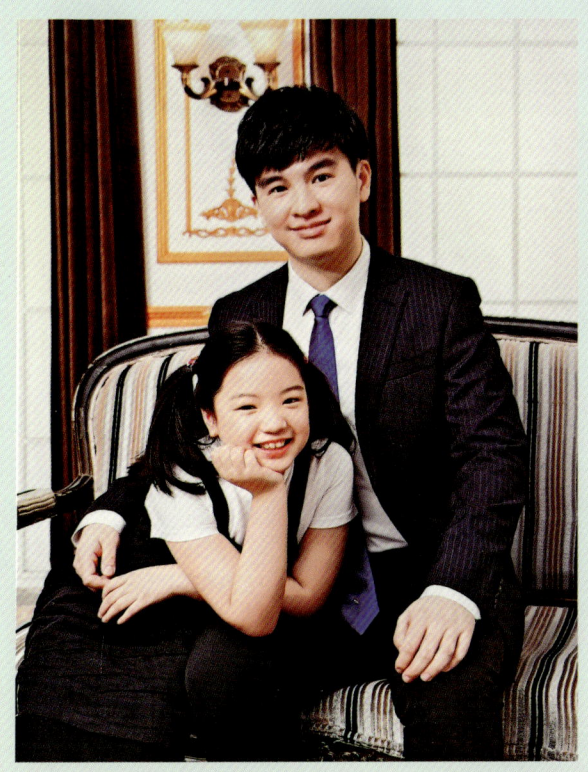

我的第三代
外孙执业律师
孙女初中学霸
今日承欢膝下
他年皆成精英

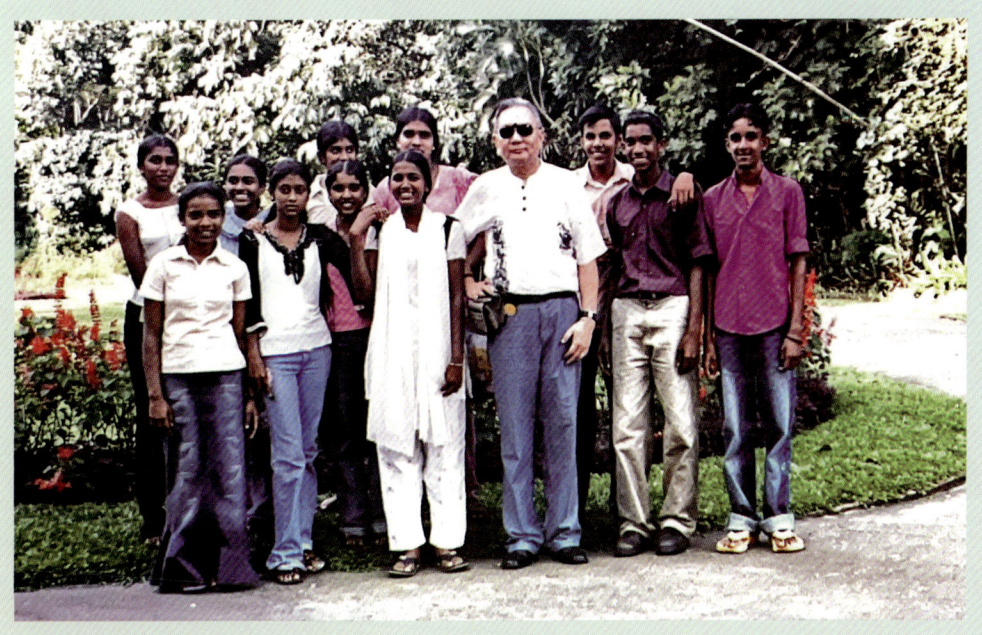

跨越太平洋，飞到肯尼亚
领略不一样的风土人情
摄于肯尼亚首都内罗华

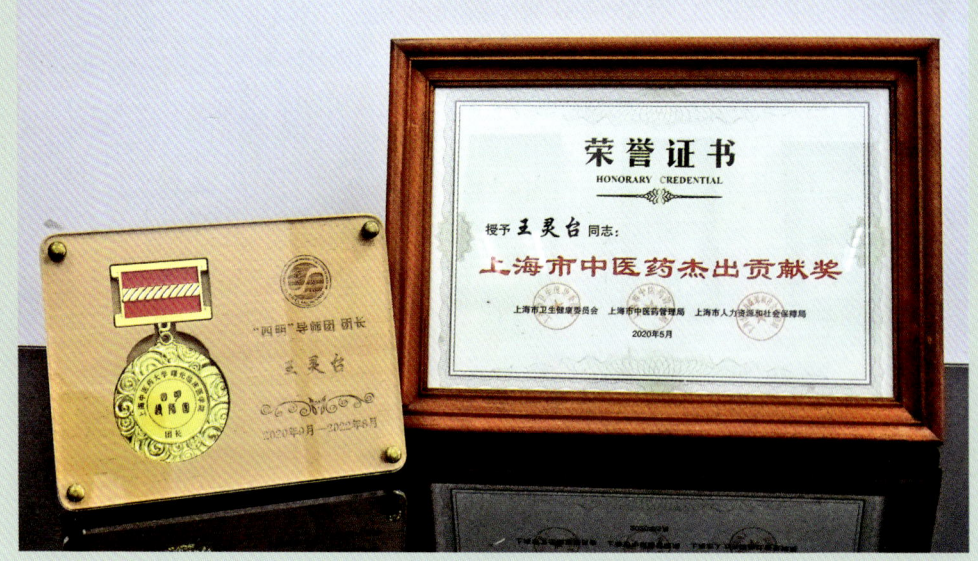

上海市中医药杰出贡献奖（2022年）
全市共有31位中医人士获奖
亦是对自己工作的首肯

闲章集锦
每枚都是个人风格，昔乎尚未达成。数十年经历方知其难，
最爱为"喜寐翁""三乐馆主"和"淡出江湖"三方

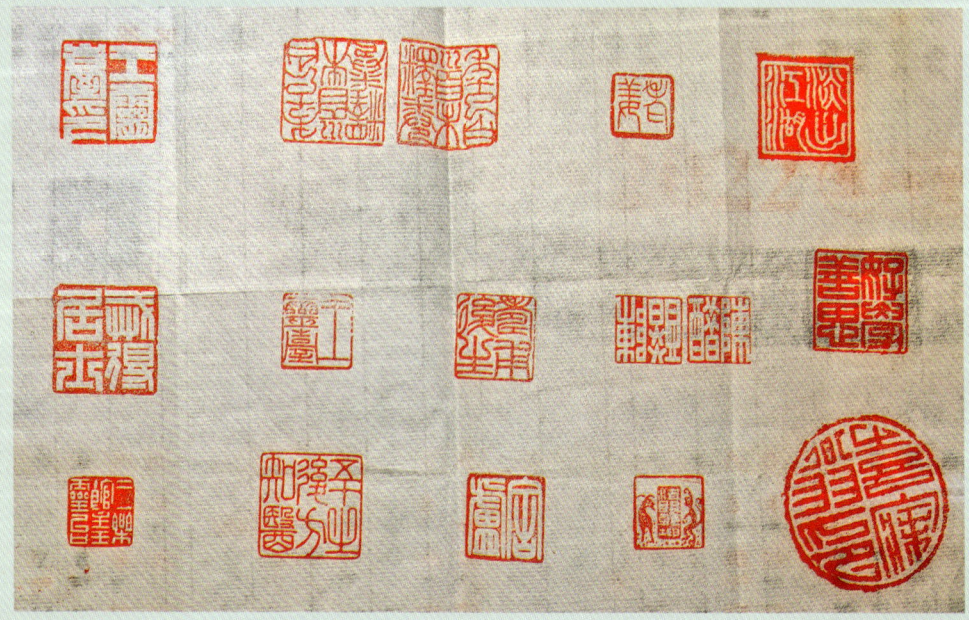

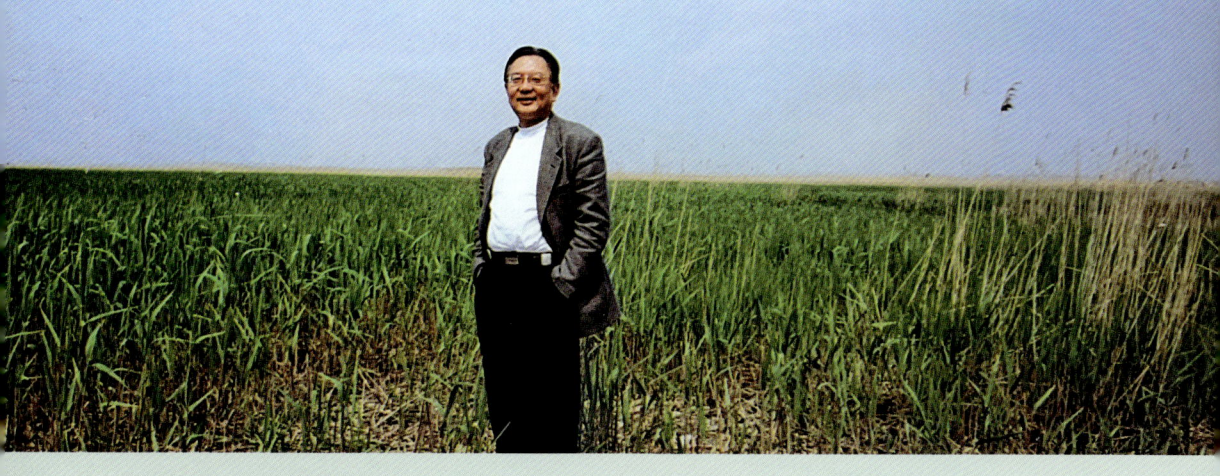

天地苍茫，沧海一粟
红尘滚滚，潇洒一生
摄于内蒙古大草原

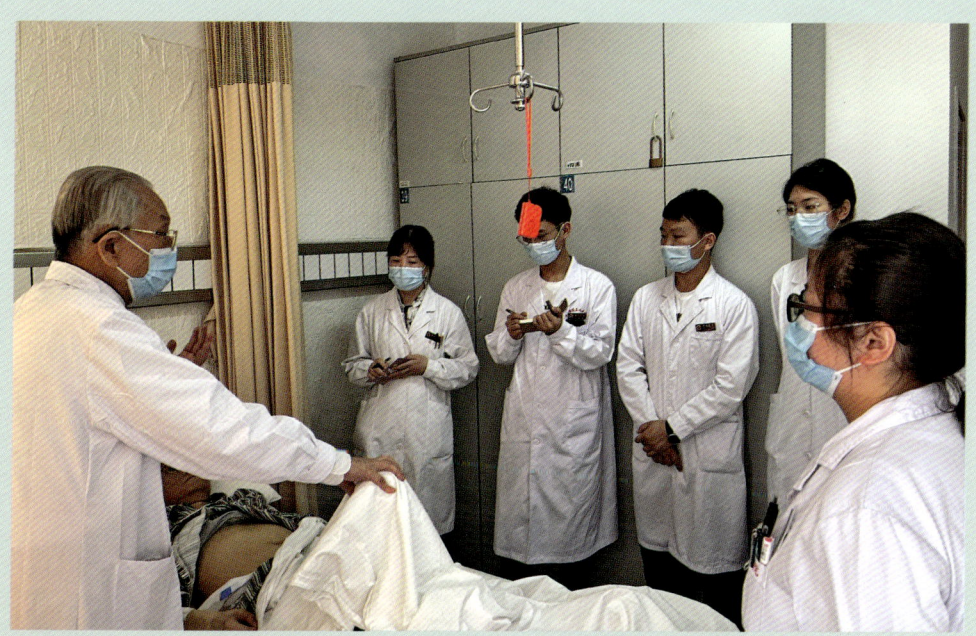

查房
医德并非虚词
医术自有准绳
大爱全凭认真
贵在以身作则

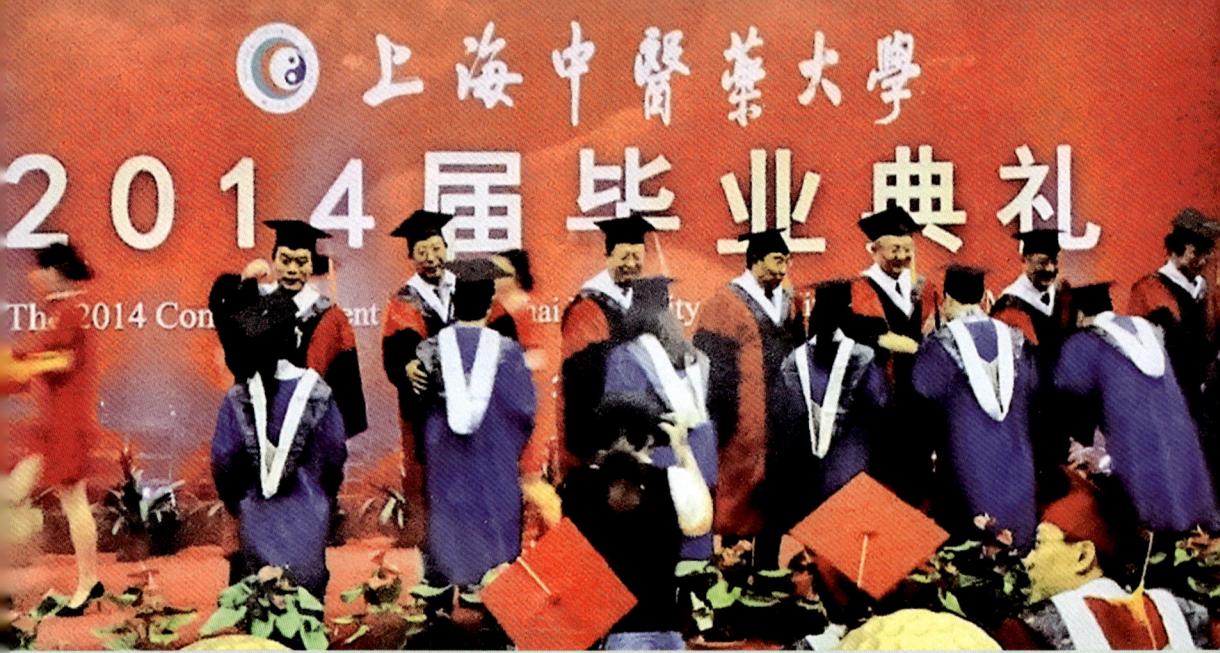

颁发证书
为上海中医药大学毕业生发证。
培养更多中医人才
不再担忧后继无人

八十述怀（手书）
有感而发，书以抒志
歪诗拙字，博君一笑

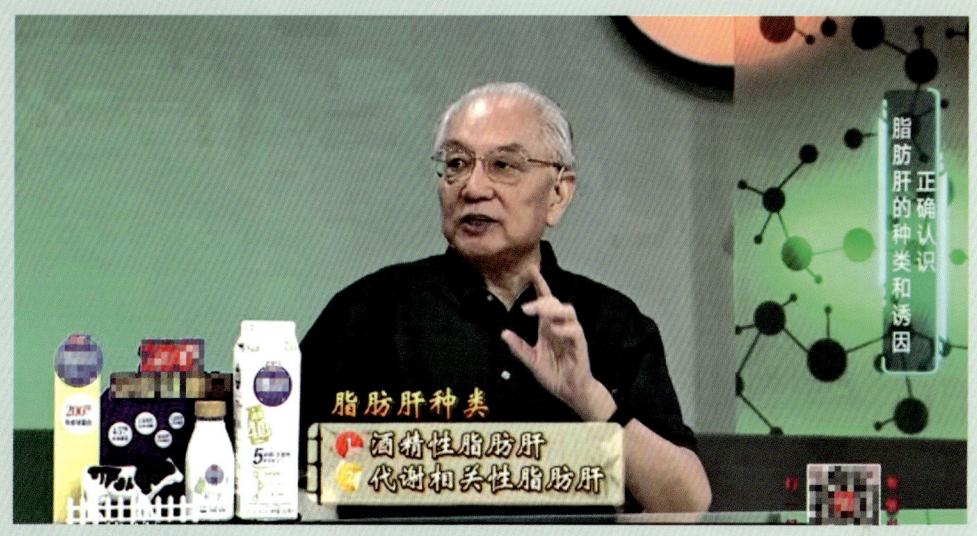

热心公益活动
在上海新闻台"名医大会堂"栏目讲座，
宣传肝病防治的科普知识

边域风情，值得一游
立马湖畔，放飞自我

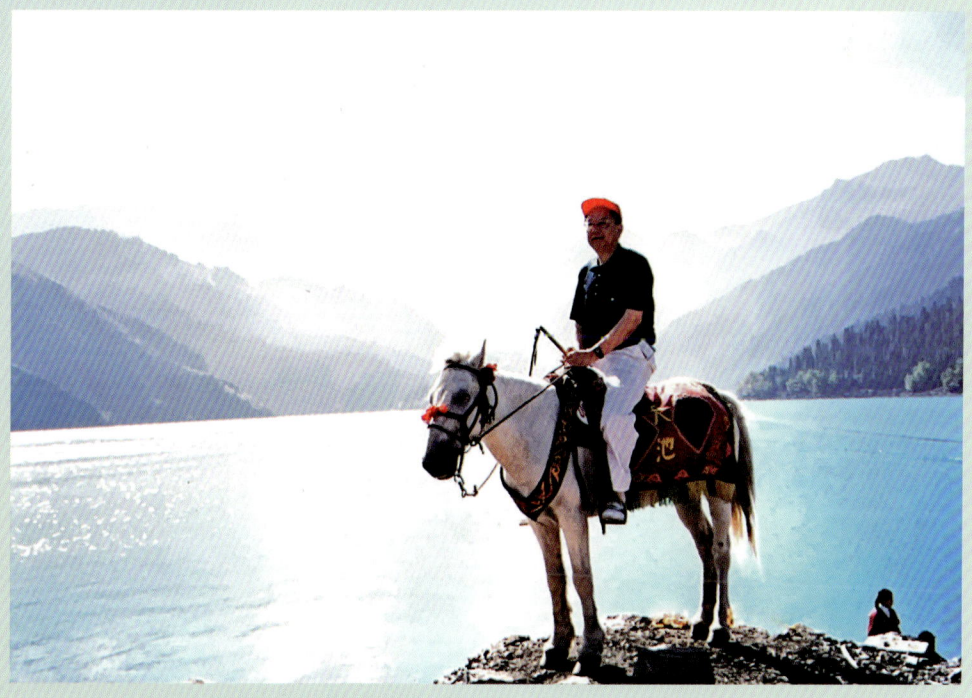

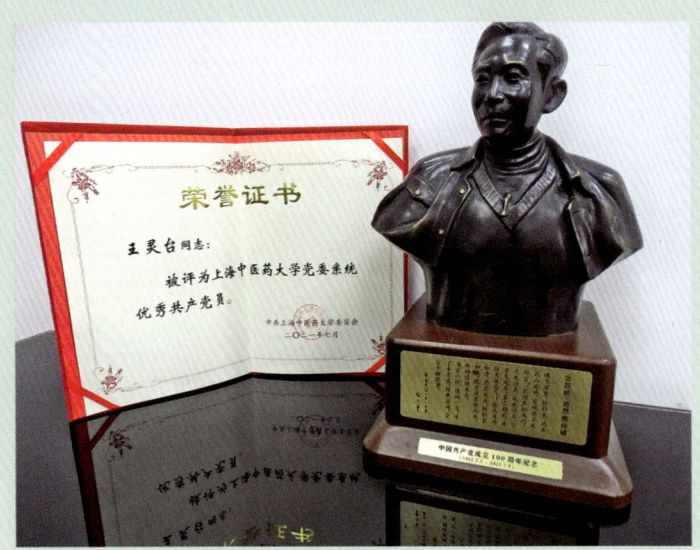

2021年被评为上海中医药大学优秀共产党员,以焦裕禄同志为榜样做到又红又专,终身为人民服务

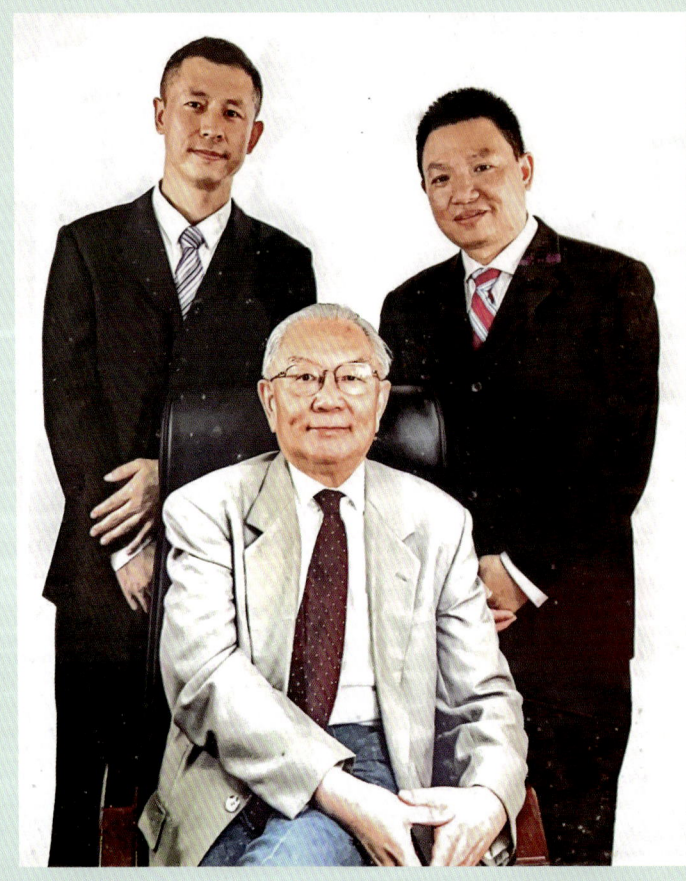

指导中年骨干
第七届全国名医学术继承班导师与继承人,聂红明(右)(现为上海市中医医院肝科主任)和范兴良主任(左)

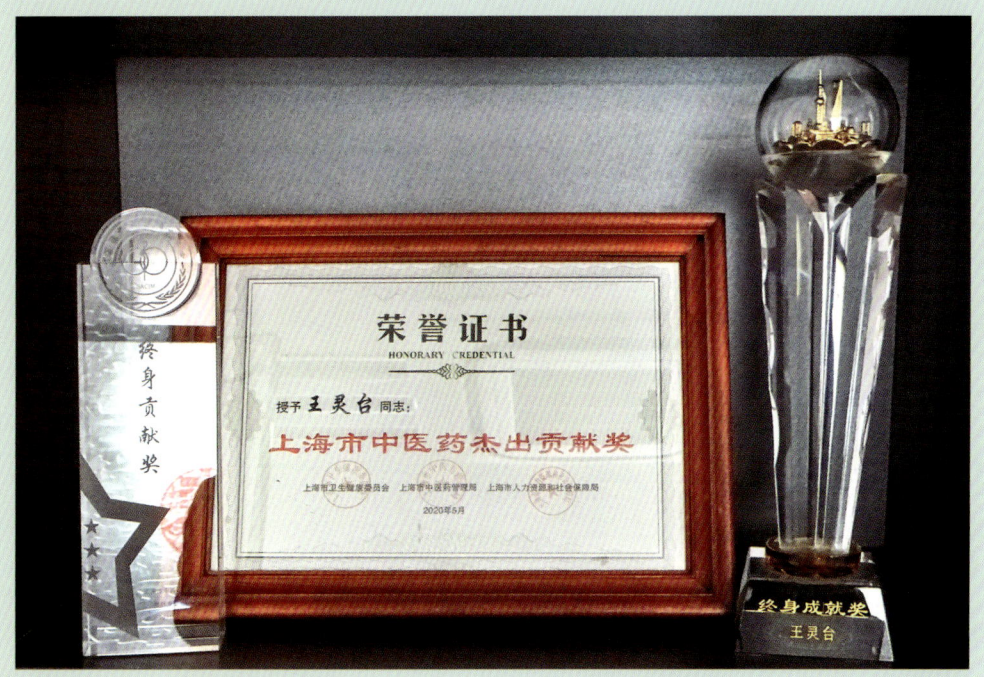

曙光医院终身成就奖
为医院服务53年,力求做到"堂堂文明人,俯仰两无愧"

中华中医药学会肝病分会,上海市中西医结合肝病分会颁发的奖状
立业之道,心坚如石
根深如松,功成如斯

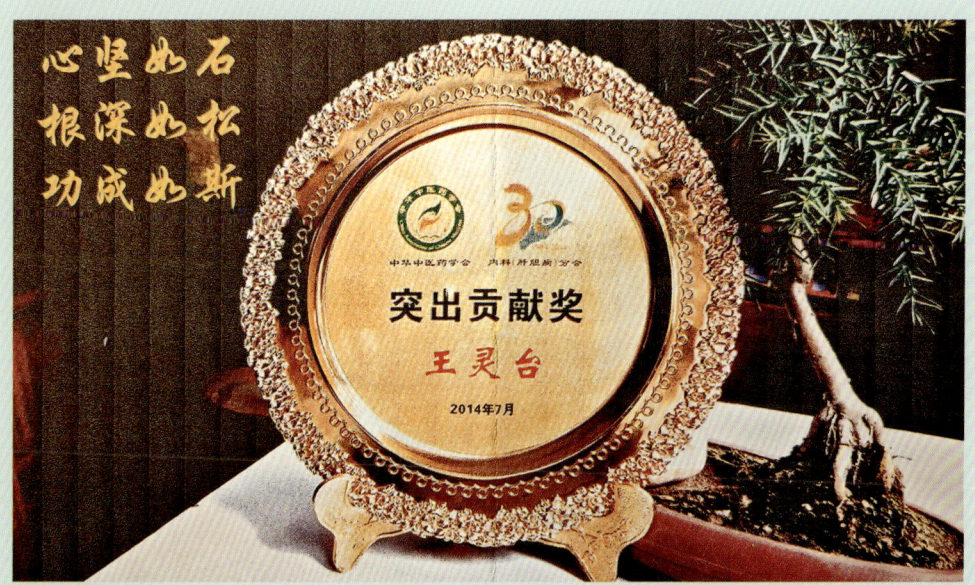

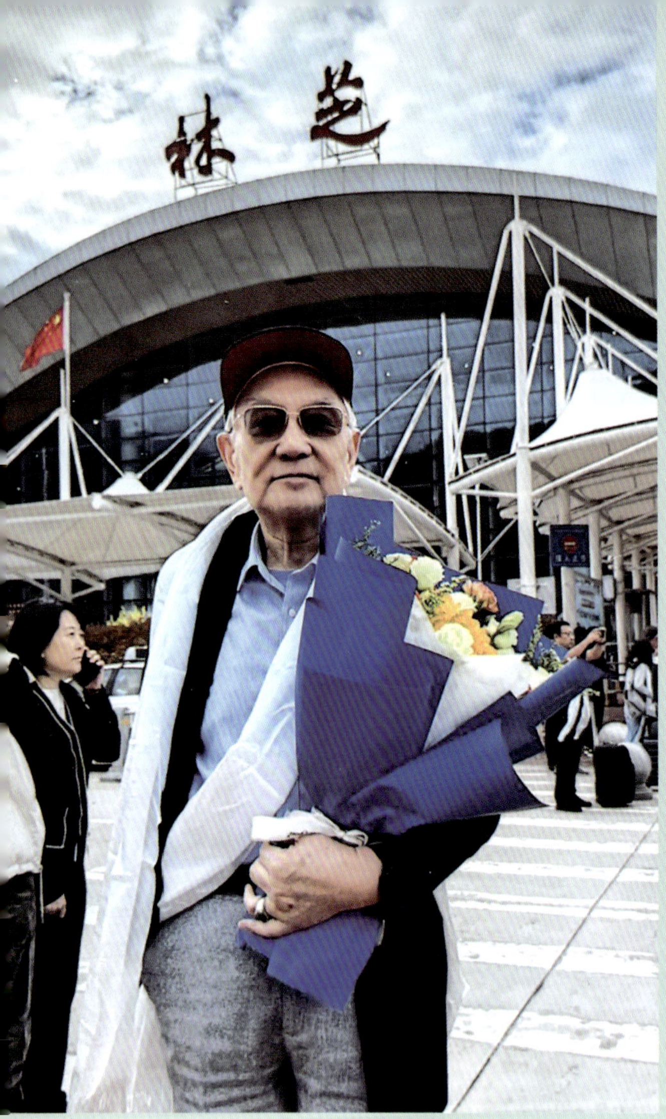

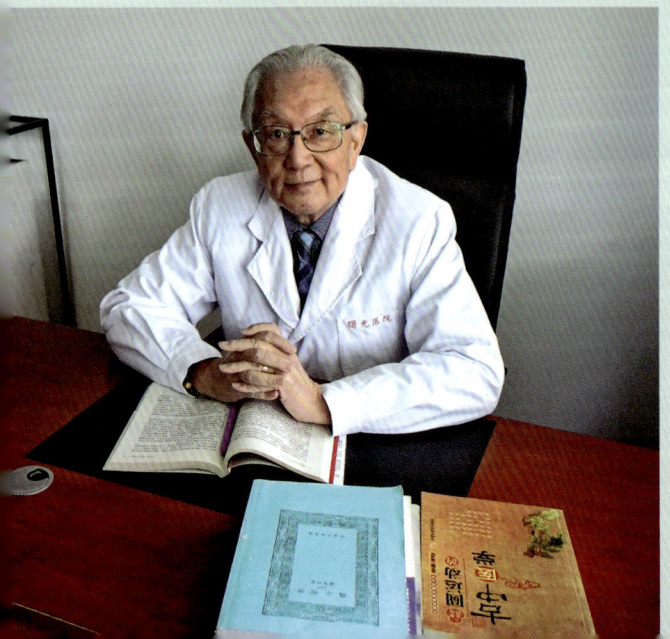

最有意义的一次旅行
耄耋涉险西藏行　了却廿年相思情，
踏遍山河每寸土　权表赤子拳拳心

愿望妙语差言，他人评论
老而不朽，勉力耕耘
细水长流水不断，青灯长明灯晚熄
2023.2 摄于曙光东院丛游阁

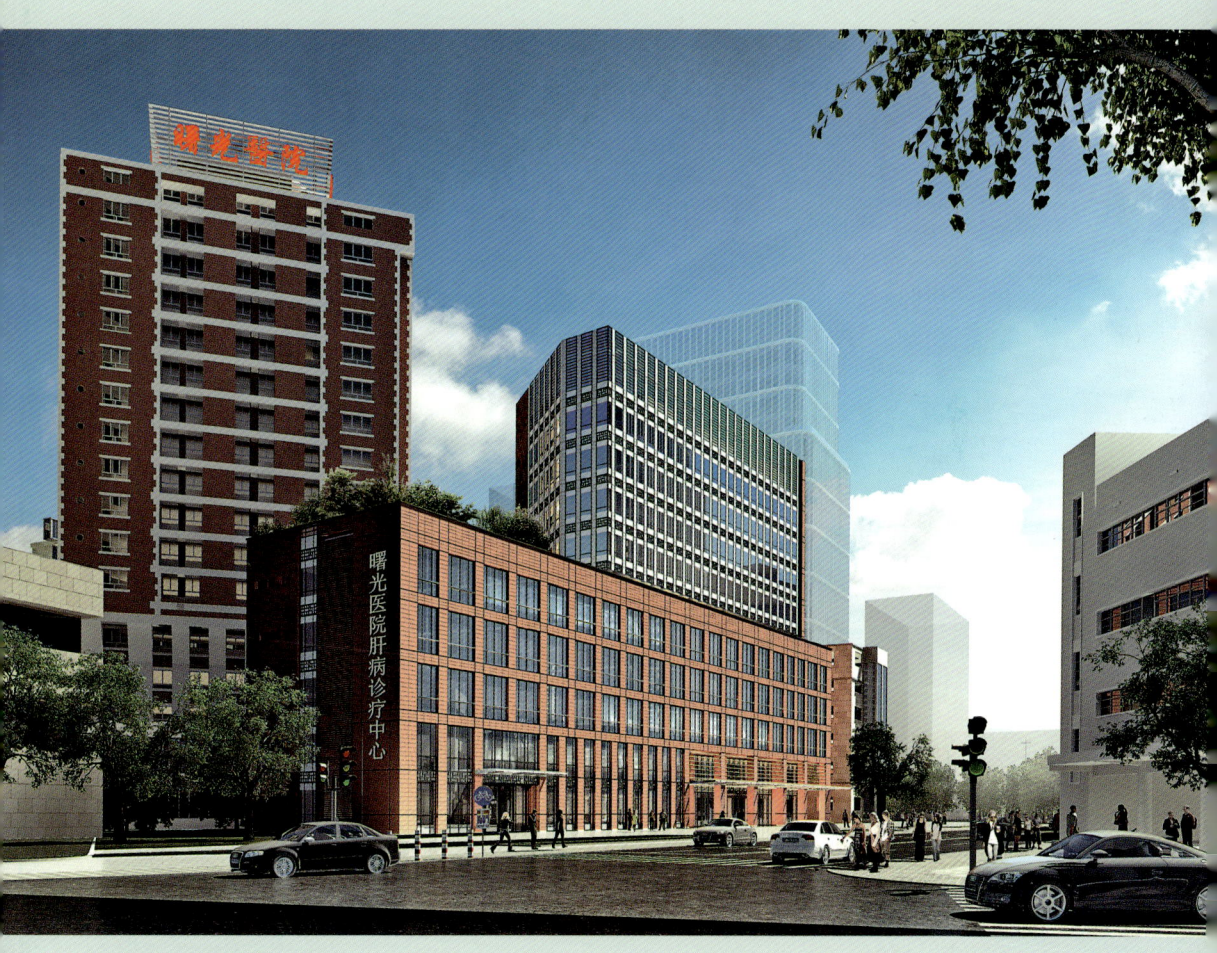

曙光西院肝科楼
平地起新楼
科室换新貌
但愿曙光医院肝科的第四次飞跃
从这里开始